プチナース

地

JN037748

看護実習
クイックノート

編著 池西靜江
著 冨安恵子、中村浩子

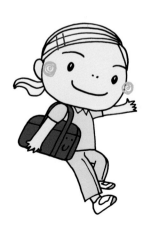

照林社

編著 池西靜江 Office Kyo-Shien・代表、鹿児島医療技術専門学校・学科顧問

著 冨安恵子 鹿児島医療技術専門学校・副学科長
中村浩子 鹿児島医療技術専門学校・専任教員

　臨地実習はみなさんにとってはかけがえのない「学習の場」です。しかし、地域・在宅看護論実習で出会う対象にとっては「暮らしの場」であり「療養生活の場」です。対象の暮らしの場に出向いて、そこで「健康と暮らし」を支える看護について学ぶ実習です。

　これからの看護師には地域包括ケアシステムのなかでの活躍が期待されています。地域包括ケアシステムを支えるのが、自助・互助・共助・公助です。さまざまな社会資源について、そして、多職種連携・協働についても、ここでしっかり学んでほしいと思います。

　貴重な臨地実習です。がんばって、有意義な実習にしていただきたいと願います。

　本書は、その手助けをするものです。地域・在宅看護論の実習成果を大きなものにするために必要となる知識のエッセンスをハンディタイプにまとめています。本書を臨地実習に携帯しておけば安心です。きっとお役に立つと思います。

2023年9月

　　　　　　　　　　　　　　　池西　靜江

CONTENTS

第3章 **地域・在宅療養者と家族の観察・アセスメント** ⋯ 49

第4章 　地域・在宅看護論実習で
よく出合う疾患・症状　73

● 本書で紹介している治療・ケア方法などは、実践により得られた方法を普遍化すべく努力しておりますが、万が一本書の記載内容によって不測の事故等が起こった場合、著者、出版社はその責を負いかねますことをご承ください。
● 本書に記載している薬剤・機器等の選択・使用方法については、出版時最新のものです。薬剤等の使用にあたっては、個々の添付文書を参照し、適応・用量等は常にご確認ください。
● 本文中の製品の商標登録マークは省略しています。

[装丁]ビーワークス
[本文デザイン・DTP]林慎吾(D.tribe)、株式会社ウエイド
[表紙・本文イラスト]ウマカケバクミコ
[本文イラスト]佐田みそ、まつむらあきひろ、日の友太、中村知史、村上寛人、今崎和広、
コルシカ

本書の特徴と使い方

- 本書は、地域・在宅看護論で学ぶべきことから、特に「実習で必要とされる知識」に絞ってまとめています。
- この1冊をフィールドワークや実習時に携帯しておくことで、ケアを実施するとき、アセスメントをするとき、訪問看護師に質問されたときなど、実習中のあらゆる場面で役立ちます。

実習でよく質問される内容は マークつき

- 「玄関に荷物が置き去りで片づけられていない」「尿臭、便臭がする」などで、生活状況を知ることができます。

特に気をつけたいポイント・大切なポイントは マークつき

 HOT導入
- HOT導入には医師の診断と処方が必要です。毎月1回以上の受診義務があり、機器類の定期メンテナンスが不可欠。自己管理、多職種連携、緊急時24時間対応できる体制が求められます。

本書に、実習中に気づいたこと、見学した内容、質問された内容なども書き加えて、オリジナルの実習ノートにしましょう！　そうすることで国試対策にも使える1冊になります

第 1 章

ここがポイント！
地域・在宅
看護論実習

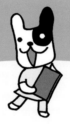

人口構造の変化とともに、これまで病院中心であった
医療提供体制が変化しています。
そのようななか、看護師の活躍の場も
地域・在宅へと拡がりつつあります。
病院だけでなく地域の多様な場で活動できる看護師となるために
実習で学んでおきたいポイントを確認しましょう。

地域・在宅看護論実習の
特徴とねらい

● 地域・在宅看護論実習は、地域における、さまざまな看護活動の場での実習となります。病院実習とは違い、対象の「暮らし」の場がおもな実習場になります。したがって、そこはどんなところか（地域性）、対象はどんな暮らしかたをしているのか、何を大切にして暮らしているのかなど、広く対象（家族を含む）と生活環境を把握する力が求められます。さらに、場の移行に伴い、看護をどう「つなぐか」を考える実習でもあります。

● さまざまな看護活動の場での実習ということで、実習施設は多岐にわたります。多くの学校では訪問看護ステーションでの実習は1～2週間と比較的長く設定していますが、その他の実習施設は1～2日というところもあります。その場合は、さまざまな活動の場の見学実習という形態になります。同時に、指導者や教員も実習場面で一緒にいる、という体制がとりにくいこともあります。したがって、実習目標を自らしっかり理解して、実習計画に沿って、主体的に実習に臨む必要があります。

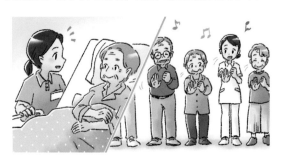

地域・在宅看護論実習の
おもな実習施設とその概要

●おもな実習施設と概要を**下表**にまとめました。ほかにも実習施設には、老人福祉センター、障害者施設、学校、職場などがあります。

■おもな実習施設とその概要

施設			概要
訪問看護ステーション			居宅に出向いて行う訪問看護
介護施設	通所型施設	通所介護（デイサービス）	居宅での療養を支える日常生活の支援
		通所リハビリ（デイケア）	医学的管理のもとのリハビリテーション
		小規模多機能型居宅介護	デイサービス＋ショートステイ＋訪問介護
		看護小規模多機能型居宅介護	上記＋訪問看護
	入所型施設	介護老人保健施設	在宅復帰をめざすリハビリテーション（中間）施設
		介護医療院	長期にわたり療養が必要な要介護者の入所施設
		介護療養型医療施設	令和5年度廃止予定で介護医療院へ移行
	地域包括支援センター		介護予防・日常生活支援事業など包括的支援事業
福祉施設	介護老人福祉施設	特別養護老人ホーム	常に介護が必要な人を受け入れる施設、終の棲み家
	地域活動支援センター		障害者支援（創作活動・生産活動、交流の場）
保健施設	保健所		食品衛生、感染症予防、難病対策など
	市町村		対人保健サービス（健康相談・健康診査・健康指導）
	健康管理センター		健康診断、人間ドックなど
	母子健康包括支援センター（子育て世代包括支援センター）		妊娠期から子育て期までの総合的相談支援

地域・在宅看護論実習の
対象の特徴

健康レベル

●地域・在宅看護の対象は、広く捉えると、地域で暮らすすべての人々です。しかし、保健師の役割と区別して、なかでも、ハイリスク状態にある人（未病）とその家族、そして、地域で療養生活を送る人とその家族が、おもな看護の対象と捉えます。

■健康レベルでみる看護の対象

健康レベル		活動の場
健康障害（病気）のある人	超急性期	病院
	急性期	原則、病院
	回復期	病院・地域・在宅
	慢性期	原則、地域・在宅
	終末期	地域・在宅を希望する人は多い
未病の人		原則、地域・在宅
健康障害（病気）のない人		保健施設

Check 未病の定義
●未病とは、発病には至っていないものの、軽微な症状がみられる状態です。
●地域においては、病気を未然に防ぎ、病気の悪化を防ぐ予防対策が重要です。

発達段階

● すべての発達段階にある人と家族を対象としますが、現時点では、数として多いのは高齢者とその家族です。しかし、今後は、確実に、高齢者以外も対象となることが増えてきます。例えば、妊娠中・子育て中の人、虐待を受けている人（している人）、障害をもっている人、不登校の子ども、発達の遅れがみられる子ども、子どもで家族の介護をしている人（ヤングケアラー）などです。

家族

● 家族は社会の最小単位であり、地域で暮らす人の多くは家族とともに暮らしています。ただし、令和に入って、世帯構造別にみると単独世帯が最も多く（令和3年で29.5％）、家族も多様化しています。

■ 世帯構造別世帯割合（令和3年）

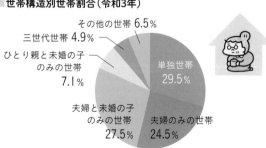

その他の世帯 6.5％
三世代世帯 4.9％
ひとり親と未婚の子のみの世帯 7.1％
単独世帯 29.5％
夫婦と未婚の子のみの世帯 27.5％
夫婦のみの世帯 24.5％

資料：厚生労働省「令和3年　国民生活基礎調査」

【家族の定義】

● 家族の定義はさまざまありますが、地域・在宅看護論でよく用いられるのは次のものです。

〈フリードマンの家族の定義〉
「絆を共有し、情緒的な親密さによって結びついた、しかも家族であると自覚している2人以上の成員である」(フリードマン, 1993)

【家族の機能】

● フリードマンは家族の機能を以下のように整理しています。

〈フリードマンの家族の機能〉
❶ 情緒機能
❷ 社会化と社会的地位付与機能
❸ ヘルスケア機能
❹ 生殖機能
❺ 経済機能

〈参考〉Marilyn M. Friedman 著, 野嶋佐由美 監訳：家族看護学 理論とアセスメント. へるす出版, 東京, 1993：74-77.

【家族看護学の理論を用いて家族をアセスメントする】

● 社会の最小単位としての家族、そして、情緒機能やヘルスケア機能を有する家族は、一人ひとりバラバラの成員としてみるだけでなく、1つの塊として、看護の対象とする、という考えかたが「家族看護学」です。

● 1つの塊として捉える考えかたは家族システム理論、家族も個々と同じように発達する存在としてみる考えかたは家族周期(発達)理論といいます。

【家族システム理論の考えかたとアセスメント】

● 下記の健康な家族システムの考えかたをもとに、家族をアセスメントします。

● 家族は周り(環境)と相互作用する開放システムである
● 家族成員は個々の内的境界線をもっている
● 家族は明確なコミュニケーションとフィードバック作用がある
● 家族は適応したシステムとして凝集性・適応力がある

● ジェノグラム&エコマップを書いてアセスメントします。
● 下記2つを組み合わせた、ジェノグラム&エコマップを書いて、家族のアセスメントに役立てます(下図)。

● ジェノグラム:家族成員を記号化し、死別、同居、別居、血縁などを明確にして人間関係を図示するもの
● エコマップ:家族関係および外部のシステム(社会資源)との関係性をネットワークで示すもの

■ジェノグラム&エコマップの例(同居は夫、妻、子2人の場合)

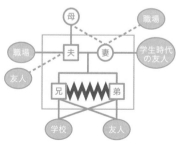

池西静江 編著:基礎からわかる地域・在宅看護論. 照林社, 東京, 2021:31. より引用

【家族周期（発達）理論】

■デュバル（Duvall）の8段階の家族ライフサイクルと 対応するおもな発達課題

段階	ライフサイクル	おもな発達課題
第一段階	家族の誕生（結婚）	●新しい生活様式の確立 ●拡大家族と夫婦関係の調整・確立 ●家族計画を立てる
第二段階	出産家族（年長児が生後30か月になるまで）	●親役割の獲得・発展 ●家族システムの再構築
第三段階	学齢前期の子どもをもつ家族	●家族員の増加に伴う親役割の負担の増加 ●子どもの安全確保
第四段階	学童期の子どもをもつ家族	●子どもの学業支援 ●円満な家族関係維持
第五段階	10代の子どもをもつ家族	●子どもの解き放ち
第六段階	新たな出発の時期にある家族（末子が巣立つまで）	●子どもの独立支援 ●夫婦関係の再構築・発展
第七段階	中年家族（退職まで）	●健康な環境づくり ●老いた両親・子どもとの有意義な関係構築 ●夫婦関係を強固に
第八段階	退職後の高齢者家族（配偶者の死まで）	●満足できる生活の維持 ●家族の絆を統合・維持 ●配偶者の喪失に適応

Marilyn M. Friedman 著，野嶋佐由美 監訳：家族看護学 理論とアセスメント．へるす出版，東京，1993：81．を参考に作成

「暮らし」の基盤としての

「地域」を理解する

● 看護師は家族とともに地域で暮らす人々に焦点を当てた看護を行います。そのときに忘れてはいけないのは、その人はどんな「地域」に暮らしているのか、そこでどんな「暮らし」をしているのか、という視点です。

【暮らしとは何か】

● よく似た言葉に「生活」がありますが、地域・在宅看護論では「暮らし」という言葉をよく使います。「生活」と「暮らし」を本書では下表のように分けて使います。

● したがって、暮らしを理解するには、その人が何を大切に、これから先、どう生きたいと願っているのかの理解が不可欠となります。

■生活と暮らしの違い

	概念	スパン
生 活	自らのニードを充足するために日々繰り返される活動	短い、日単位
暮らし	生きていくための日々の活動（生活）のみならず、人々の支え合いや人生のライフイベントなども含むもの	比較的長い、先を見越した今

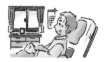

【暮らしの基盤となる地域をどう理解するか】

● 過疎で病院や買い物に不自由がある地域、密集した地域にもかかわらず近隣の人とのつながりがほとんどない地域、高温多湿の地域あるいは寒く雪が多い地域など、人々の暮らしに大きな影響を与える地域の特徴について知りましょう。

● 地域を理解するために必要な情報を下表にまとめました。

■ 暮らしを支援するために必要な地域の情報

自然環境	位置、地形、気候
社会的環境	市役所（役場）、交通の便、産業、公園、運動施設、店舗など
	近隣とのつながり（互助）
健康状態	人口動態（人口、年齢3区分の人口割合、死亡率、出生率、合計特殊出生率など）、平均寿命、健康寿命、死因順位、受療者数、がん検診受診率など
介護事業統計	要介護認定割合、要介護認定者の有病状況など
医療施設	特定機能病院、地域医療支援病院、病院、診療所など
保健施設	保健所、市町村保健センター、母子健康包括支援センター、精神保健福祉センターなど
介護施設	地域包括支援センター、介護老人保健施設、介護老人福祉施設、介護医療院、居宅サービス施設など
福祉施設	福祉事務所、児童相談所、児童福祉施設、障害者福祉施設など
訪問看護ステーション	
子育て環境	学校、保育所、学童保育など
文化的環境・風土等	

池西静江 編著：基礎からわかる地域・在宅看護論. 照林社, 東京, 2021：16. より引用

地域・在宅看護論実習の
実習とフィールドワーク

● 地域・在宅看護論では、フィールドワークも多く取り入れられ
ています。実習との違いを確認しておきましょう。

■実習とフィールドワークの違い

項目	定義	授業形態	臨地実習指導者
実習	看護活動が行われる場での経験型の学習	臨地実習	原則あり
フィールドワーク	現場に赴いて調査する学習	演習	原則なし

● 大きな違いは、看護活動を経験するのを主とするのが臨地実習、
調査をするのがフィールドワークです。

● したがって、フィールドワークでは対象が集まる場に出向いて、
インタビュー形式で情報を集めてきます。共通点はいずれも学
習の場が校外であることです。

● インタビューをするときには以下を心がけて準備しましょう。

❶ 対象に目的・内容を説明し、事前に同意を得る
❷ インタビューする環境を整える
❸ 話しやすい雰囲気をつくる
❹ マイクロ技法の基本的かかわり技法(開かれた質問、いいかえ、要約、
感情の反映、意味の反映)をうまく使う(**P.12図**参照)
❺ 1人10分くらいで聞けるように内容を整理する

■マイクロ技法の階層表

技法の
統合

技法の連鎖
および
面接の構造化

対決
（矛盾、不一致）

積極技法

（指示、論理的帰結、解釈、
自己開示、助言、情報提供、
説明、教示、フィードバック、
カウンセラー発言の要約）

焦点のあてかた

（文化的に、環境的に、脈絡的に）
（クライエントに、問題に、他の人に、私たちに、面接者に）

基本的
かかわり
技法

意味の反映
感情の反映
はげまし、いいかえ、要約
開かれた質問、閉ざされた質問
クライエント観察技法
かかわり行動

基本的
傾聴の
連鎖

（文化的に適合した視線の位置、言語追跡、身体言語、声の質）

インタビューに
活用しましょう

アレン・E・アイビイ 著, 福原真知子ほか 訳編：マイクロカウンセリング "学ぶー使うー教える"技法の統合：その理論と実際, 川島書店, 東京, 1985：8.

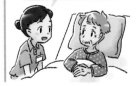

★開かれた質問

最近はどのような食事が
おいしくいただけますか?

★閉ざされた質問

朝食は食べましたか?

地域・在宅看護論実習の
予防活動

● 地域・在宅看護では、予防活動にかかわることが重要です。そのためには指導技術の活用が必要となります。看護師が行うのはおもにハイリスクアプローチで、予防活動では第二次予防・第三次予防で個別指導が中心になります。

● 問題の特性によっても個別指導がよいか、集団指導がよいかを考えましょう。

■ポピュレーションアプローチとハイリスクアプローチ

	ポピュレーションアプローチ	ハイリスクアプローチ
対象	低リスク群	高リスク群
役割	一次予防 (健康の保持増進・特異的予防接種など)	二次(疾病の早期発見・早期治療)・三次予防(病気の悪化予防・リハビリテーション)
指導	集団指導	個別指導
利点	広く効果が及ぶ。集団力学が期待できる	個別への効果が高い
欠点	個人への効果が少ない	成果が一時的、限定的になりやすい。継続的な支援が必要

■問題の特性による方法の選定

問題の特性	適切な指導法
健康問題が個別的で特殊な問題	個別指導
個別な配慮が重要な問題	
個別・具体的な指導技術を必要とする問題	
健康問題が深刻で、継続的なかかわりが必要な問題	
健康問題が共有できる問題	集団指導
個別的配慮はことさら重要とはいえない問題	
地域全体で捉える必要がある問題	
仲間と支え合って行動変容を期待する問題	

地域・在宅看護論実習の
訪問時のマナー・注意点

■訪問看護ステーション実習の基本編

1. 実習当日朝
❶朝食をしっかり食べる
❷実習に必要な物品類の確認
❸身だしなみの確認

移動時間も
考えましょう

2. 訪問看護ステーション内では
❶笑顔で元気よくあいさつ
❷訪問時間と場所の確認
❸同行看護師の確認とあいさつ

1動作
1手指消毒

3. ステーション出発前
❶乗車時「よろしくお願いいたします」
❷車移動中に、患者情報を得る
❸質問等を準備しておく

4. 療養者宅到着
❶上着は脱いでから家に上がる
❷尊敬の気持ちを込めて、笑顔でごあいさつ！
❸言葉遣いは丁寧に！　必ず敬語（丁寧語や尊敬語など）！
❹靴は脱いだ後に手でそろえる
❺居室環境は目視で確認する。キョロキョロしない！
❻訪問先の道具は、許可を得て使用する
❼測定値をメモする場合は、許可を得る
❽コミュニケーションは、「目線を合わす」「穏やかに声かけ」「うなずき」を忘れずに！
❾笑顔で「失礼いたしました」。会釈とお礼のごあいさつ！

5. その他
❶同行看護師に、自分の立ち位置・座る場所をあらかじめ確認しておく
❷状況がわからない場合には、同行看護師に尋ねる

■あいさつ・話し言葉の例文

● 「〇〇看護学校から参りました。実習生の△△と申します」
● 「本日から〇日間実習させていただきます。看護学生の〇〇です」
● 「お話を伺ってもよろしいでしょうか」「教員の〇〇に申し伝えます」
● 「訪問に同席させていただきます」「はい。わかりました」「お聞きしてもよろしいでしょうか」
● 「失礼いたします」「ありがとうございます」「申し訳ありません。聞き取れませんでした」

■丁寧語と尊敬語

現在形(過去形)	丁寧語: 丁寧に述べる言葉	尊敬語: 相手を敬う言葉
見る(見た)	見ます(見ました)	ご覧になる(ご覧になった)
聞く(聞いた)	聞きます(聞きました)	お聞きになる (お聞きになった)
言う(言った)	言います(言いました)	おっしゃる(おっしゃった)
食べる(食べた)	食べます(食べました)	召し上がる(召し上がった)
思う(思った)	思います(思いました)	お思いになる (お思いになった)
わかる(わかった)	わかります(わかりました)	ご理解頂く(ご理解頂けた)
いる(いた)	います(いました)	いらっしゃる (いらっしゃった)
来る(来た)	来ます(来ました)	お越しになる (お越しになった)
行く(行った)	行きます(行きました)	おいでになる (おいでになった)

Check 立ち振る舞いの重要性

● 療養者の自宅に伺う訪問看護実習では、自分の立ち振る舞いが信頼関係構築のカギとなります。細心の注意を払いましょう。

地域・在宅看護論実習の
訪問時の感染対策

感染対策の基本

【感染予防の原則】
- 病原体、宿主（しゅくしゅ）、感染経路のうち、1つ排除できれば感染症は起こりません。

感染経路

対処：感染経路の遮断
（手洗い、隔離、無菌操作）

病原体
（感染源）

宿主

対処：病原体の排除
（消毒、滅菌、手洗い）

対処：免疫力の向上
（予防接種など）

【訪問時の基本的感染対策】

感染対策には、自己の体調管理も含まれます

- 流水による手洗い・うがい
- マスク・手袋・ガウンの着用
- 1処置1手指衛生（速乾性手指消毒薬使用など）
- 療養者専用の医療器具の使用
- 持参品の管理（使用した物品の消毒など）

感染経路

● 感染経路には、飛沫感染、飛沫核感染(空気感染)、接触感染のほか、動物・昆虫由来の感染もあります。

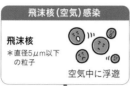

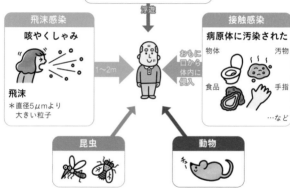

飛沫核(空気)感染

飛沫核
＊直径5μm以下の粒子

空気中に浮遊

浮遊

飛沫感染

咳やくしゃみ

飛沫
＊直径5μmより大きい粒子

1〜2m

おもに口から体内に侵入

接触感染

病原体に汚染された

物体　　　　汚物

食品　　　　手指

…など

昆虫

動物

Check 感染経路別予防策

● 感染対策は、スタンダードプリコーション(標準予防策)に加え、感染経路別予防策があります。

● 感染経路別予防策には、❶飛沫感染予防策、❷空気感染予防策、❸接触感染予防策があります。

訪問看護で対応する感染症
(療養者・家族への指導を含む)

【呼吸器感染症(上気道感染、インフルエンザ、
新型コロナウイルス、肺炎など)】
- 年間を通して感染者がいるが、冬季罹患率は高い。
- 発熱、咳嗽(がいそう)、喀痰(かくたん)、咽頭痛などのさまざまな症状がある。
- 対症療法、栄養や水分補給、衣類・リネン類調整、清潔の保持、家族内感染への注意、予防接種。

ウイルス感染	●インフルエンザウイルス ●新型コロナウイルス　など
細菌感染	●肺炎球菌　など

【感染性胃腸炎】
- 感染性病原体による嘔吐(おうと)、下痢(げり)を主症状とする。
- 毎年、秋から冬にかけて流行する。
- 対症療法、吐物の処理、汚染された環境の消毒、家族内感染への注意。

ウイルス感染	●ロタウイルス ●ノロウイルス	●エンテロウイルス ●アデノウイルス　など
細菌感染	●サルモネラ菌 ●腸炎ビブリオ	●カンピロバクター ●病原性大腸菌　など

 Check **訪問看護ステーションには、感染症の予防法や感染症発生時の対応、感染管理などの感染症の種類に応じて作成された感染症マニュアルがあります。**

【疥癬】

●ヒゼンダニ(疥癬虫)が皮膚に寄生して起こる感染性の皮膚疾患。

●免疫力の低下している高齢者が罹患しやすい。

●強い痒みを伴い、皮膚に線状の皮疹がみられる。

●入浴介助、皮膚の清潔保持、衣類・リネン類の消毒、家族内感染への注意、鎮痒剤・保湿剤の塗布。

通常疥癬	●感染力は弱い
角化型疥癬(ノルウェー疥癬)	●感染力が強く、隔離が必要

【帯状疱疹】

●水疱と痛みを伴う発疹が特徴的な水痘−帯状疱疹ウイルスによる感染症。

●帯状疱疹に対しての疼痛管理、軟膏塗布。

自分も感染するかもしれないという意識をもとう!

【結核】(※初期治療が終わり、感染性のない状態)

●服薬確認。

●定期受診(年1回)。

Check

DOTS(直接監視下短期化学療法)

●結核は、再発および薬剤耐性菌の出現を防止するために、治療の完了を徹底します。在宅で行われるDOTSは、保健所が中心となり、病院、薬局、訪問看護ステーションなどが連携し、服薬確認(飲み込み確認)と病状経過の見守りを継続的かつ確実に行います。

地域・在宅看護論実習の
こんな場面で困るQ&A

Q1 訪問看護はどんなサービス？

A1 看護師が療養者の自宅に訪問して、療養者の状態に応じた看護を行います。

■訪問看護で行う看護サービス

健康管理・相談	病気や障害の状態、バイタルサインなどのチェック、異常の早期発見・対応など
医療処置	医師の指示に基づく医療処置、各種カテーテルの管理、点滴・注射、痰の吸引、ストーマ管理、医療機器（在宅酸素・人工呼吸器）の管理など
在宅療養の世話	身体の清拭・洗髪・足浴・入浴介助、口腔ケア、フットケア、服薬管理など
褥瘡の予防・処置	褥瘡予防の工夫や指導、創の処置など
在宅リハビリテーション	拘縮予防や機能の回復、日常生活動作の訓練、嚥下訓練、呼吸リハビリテーションなど
認知症・精神疾患	認知症介護・精神疾患の相談、対応方法のアドバイスなど
小児疾患	小児疾患の相談、対応方法のアドバイスなど
終末期ケア	がん末期やその他の疾患の終末期の症状緩和・心のケア、家族支援など
介護予防・相談	健康管理・低栄養や運動機能低下を防ぐアドバイス、介護の相談など
その他	痛みの軽減や服薬管理、緊急時の24時間対応、本人・家族の希望を聞き主治医・ケアマネジャー・薬剤師・歯科医師等と連携を図る調整役　など

〈参考〉訪問看護ステーションあさがお：http://www.tomosmito.jp/houmon/facilities.html
（2023.7.31アクセス）

どんな人が訪問看護を受けますか？

> 疾患や障害があり、在宅療養の希望があり、医師の指示により訪問看護が必要なすべての人が対象です（新生児から高齢者まで）。

訪問看護指示書が必要／年齢は問わない	●病院から在宅療養生活に移行するとき、看護が必要な療養者 ●地域で暮らすために看護が必要な療養者 ●看護が必要な高齢者 ●障害や難病をもつ看護が必要な療養者　など
訪問看護指示書は不要／医療的ケアは行えない／年齢は問わない	●全額自己負担での訪問を希望する利用者も増えている

訪問看護の学びのポイントは？

> 地域で暮らす療養者とその家族の生活の場に訪問し、保健・医療・福祉の視点で支える訪問看護師の役割を理解しましょう。

　訪問看護ステーションでの実習は、住み慣れた家で暮らし続けられるようにサポートする訪問看護師の看護を学ぶ機会になります。以下のポイントに注目して実習に臨みましょう。
●療養者宅に訪問し、家の間取りや生活スタイルを理解する。
●療養者に提供されている医療的ケアや生活支援を理解する。
●訪問看護指示書と訪問看護計画を確認する。
●療養者とその家族に必要な看護を考える。
●多職種連携と社会資源を理解する。
●療養者宅の代用品を利用した経済面に配慮したケアを考える。

Q4 訪問看護は、介護保険利用の場合と 医療保険利用の場合がある？

訪問看護は、介護保険または医療保険で利用できます。介護保険はほかの法律に優先しますが、厚生労働大臣が定める疾病等の対象者、精神科訪問看護の対象者、特別訪問看護指示書の交付を受けた者は医療保険での利用となります。

　介護保険は、介護認定を受けた65歳以上の高齢者（第1号被保険者）と40歳以上65歳未満（第2号被保険者）のうち16の特定疾病に該当する者が利用します（P.33参照）。

　一方、医療保険は、疾患に対する治療や処置などが必要な在宅療養者（精神疾患、小児疾患含む）が利用します。

　ただし、難病や身体障害、小児特定慢性疾病の療養者は、障害者総合支援法のもとに、医療保険または介護保険が利用できます。社会資源の活用がなぜ必要なのかを考えてみましょう。

Q5 バイタルサイン測定時に発熱がみられた場合は？

A5

同行訪問している看護師に速やかに報告し、指示を仰ぎましょう。

　訪問看護師の指導のもと、訪問看護実習を行っています。バイタルサインの測定値に異常がみられたとき（37.5℃以上）には、実測値と測定部位をすぐに報告しましょう。そして、訪問看護師の指示のもと、❶再度計測する、❷防護服に着替える、❸訪問時の平熱や熱型を確認する、❹体熱感の有無、四肢冷感の有無などを観察する、等を行います。

新型コロナウイルス感染症が5類感染症に移行したことも含め、在宅療養の場では発熱時、多くの感染症を想定し行動する必要があります。

Q6 療養者の個別性や、看護の視点（コツ）が理解できない

A6 訪問看護師とコンタクトをとり、必要な情報をキャッチしましょう。
療養者との付き合いが長い訪問看護師が一番情報をもっています。

訪問同行の流れに沿ってお話しするポイントやそのときの注意事項について訪問看護師にお聞きするとよいでしょう。

❶療養者の訪問に出発する前に、同行してくださる訪問看護師に「実習生の○○です。同行訪問させていただきます。よろしくお願いします」とごあいさつします。

❷移動中の車のなかで、訪問する療養者の特徴や前回のケアの提供状況などをお聞きしましょう。

❸疑問に思ったことや理解できなかったことについて勇気を出して聞いてみましょう。

❹訪問が終わった車のなかで、疑問に思ったことを相談しましょう。

❺訪問終了後の車から降りる際には、必ず感謝の言葉を伝えましょう。

訪問直前や直後は緊張することも、同行訪問看護師は理解してくださっています。療養者・ご家族との信頼関係ももちろん重要ですが、訪問看護師との信頼関係も重要です。看護学生もチームの一員であることを自覚して行動すると、よい関係が築け充実した実習につながります。

地域で暮らす人々への指導技術

- 病気や障害を抱え、地域で暮らしている人にとって、病気の悪化はとてもつらいことです。同時に、今、明確な病気はなくても、これからどうなるのだろうと不安を抱えて暮らしている人も多いです。

- 地域で暮らす人々にとって重要なのが、予防的視点のかかわり（指導）です。そして、それを実現するのが指導技術です。保健指導の理論の概要を下表に示します。その理論を活用して、対象の状態に合わせた指導を行う能力を身につけましょう。

理論	概要
保健信念モデル（ヘルス・ビリーフ・モデル）	これまでの生活行動を改め、健康行動（健康によい行動）をとることができるようになるには、❶健康に関する脅威（危機感）をもつこと、❷健康行動をとることのメリットがデメリットより大きいと感じること、の2つが重要という考えかたである。したがって、❶❷について対象はどう認識しているかをアセスメントし、どの部分を強化・修正すると健康行動（行動変容）につながるかを考え、指導計画を立てる
変化のステージモデル	人の行動が変容し、それが維持される過程には5つのステージがある、というもので、対象のステージをアセスメントし、そのステージに合った指導を行うと効果的という考えかたである。5つのステージとは❶無関心期、❷関心期、❸準備期、❹行動期、❺維持期である、としている
自己効力理論	人の行動の修正（行動変容）には、結果予期（行動を変容することによって何がもたらされるかの予期）と効力予期（自分はできる、という自信）の2つが重要で、結果予期・効力予期が適切であれば人は行動を変容することができる、という考えかたである。したがって、対象の結果予期、効力予期をアセスメントして指導を決定する。一般に、効力予期に働きかけるのが効果的ともいわれる

第2章

地域・在宅看護に関する制度と活用

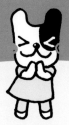

地域での暮らしや療養に関する制度は
たくさんあり、さまざまなものが活用されています。
また、地域での暮らしや療養を支えるために
いろいろな職種が連携・協働しています。
基本的なことをまとめましたので
理解しておきましょう。

地域・在宅にかかわるおもな職種

●地域・在宅では、医療・介護・予防・生活支援などを一体的に提供し、地域で暮らし続けられるように支援していくため、多職種での連携・協働が必要です。

■地域・在宅で出会う多職種

医師 ●病気の診察、治療、薬剤の処方など	歯科医師 ●歯の治療、保健指導、健康管理など	薬剤師 ●薬剤の調剤・管理、服薬指導など	保健師 ●地域の健康管理や保健指導など
助産師 ●助産、妊婦・褥婦・新生児の保健指導など	看護師 ●傷病者・褥婦に対する療養上の世話、診療の補助など	准看護師 ●医師・歯科医師・看護師の指示を受けて左記を行う	栄養士・管理栄養士 ●栄養指導、献立作成、調理など
理学療法士(PT) ●身体に障害のある者への理学療法	作業療法士(OT) ●身体・精神に障害のある者への作業療法	言語聴覚士(ST) ●言語・聴覚に障害のある者への言語訓練、診療の補助としての嚥下訓練など	精神保健福祉士(PSW) ●精神障害者の社会復帰に関する相談、助言、指導、訓練など
歯科衛生士 ●歯科診療の補助・歯科保健指導など	介護福祉士 ●日常生活に支障がある者への介護など	社会福祉士 ●福祉に関する相談、助言、指導など	介護支援専門員(ケアマネジャー) ●介護認定関係業務、ケアプランの作成や関係者との連絡、調整などを行う

Check 多職種連携・協働のポイント

●チームで療養者・家族を支えるという意識が大事！

●多職種のそれぞれの役割をくわしく調べておきましょう。

多職種での連携・協働

【連携】

●それぞれの役割が分担されていて、自分の役割を超えるところは他職種にお願いするイメージ。

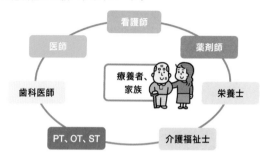

【協働】

●それぞれの専門性を活かし、強みや弱みを補い合って対象者を支えるイメージ。

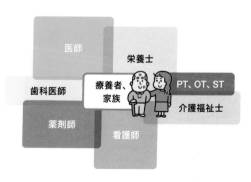

医療保険制度とは

● 医療保険は、被保険者(加入者)が所得等に応じた保険料を保険者に納めることで、傷病の際に保険者から給付を受ける制度のことです。

● 被保険者が医療機関で治療を受けるとき、実際にかかった医療費のうち自己負担分があり、それ以外は保険者から医療機関に支払われます。

保険者負担分	=	給付
診療や薬剤投与などのサービス	=	現物給付
現物給付の適用とならない場合、現金で支給される	=	現金給付(出産育児一時金、傷病手当金など)

令和5年度から増額

【医療給付の対象とならないもの】
正常分娩、予防接種、健康診断
人間ドック、介護サービス

■ 医療保険で医療サービスを受けるしくみ

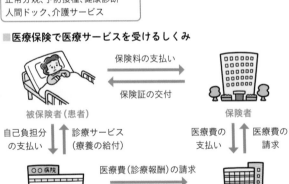

保険料の支払い

保険証の交付

被保険者(患者)　　　　　　　　　　　　　　保険者

自己負担分　診療サービス
の支払い　(療養の給付)

医療費の　医療費の
支払い　請求

医療機関

医療費(診療報酬)の請求

審査・支払い

審査支払機関

医療保険の種類

- 医療保険は、被用者保険、国民健康保険、後期高齢者医療制度の3つに分けられます。
- 給付の種類には現物給付と現金給付があります（P.28参照）。

医療保険の種類

種類	被用者保険			国民健康保険	後期高齢者医療制度
	健康保険	船員保険	共済保険		
被保険者	❶おもに大企業の被雇用者とその家族 ❷おもに中小企業の被雇用者とその家族	船員とその家族	公務員、私立学校教職員とその家族	❶医師、弁護士など業種ごとに組織された組合がある自営業者 ❷上記以外の自営業者、一般住民（無職の方など）	75歳以上の者（65〜74歳の者は一定の障害がある者）
保険者	❶健康保険組合（組合健保） ❷全国健康保険協会（協会けんぽ）	全国健康保険協会（協会けんぽ）	各共済組合	❶国民健康保険組合 ❷都道府県、市町村（特別区を含む）	後期高齢者医療広域連合
根拠法	健康保険法	船員保険法	各共済組合法	国民健康保険法	高齢者医療確保法

医療費の自己負担額

■医療費の自己負担割合

区分		自己負担割合
0歳～小学校入学前の乳幼児		2割
小学生～69歳以下		3割
70歳～74歳	現役並み所得者	3割
	一般所得者など	2割
75歳以上	現役並み所得者	3割
	一定以上の所得者	2割
	一般所得者など	1割

> 乳幼児や小児には、自治体によって助成がある場合がある

■医療費の自己負担を軽減する制度（在宅でよく利用されるもの）

制度		対象
難病医療費助成		指定難病（2021年11月現在338疾病）で治療中の者
小児慢性特定疾病医療費助成		小児慢性特定疾病（2021年11月現在16疾患群788疾病）で治療中の者
自立支援医療	育成医療	18歳未満の児童で特定の障害をもつ者
	更生医療	18歳以上で身体障害者手帳の交付を受けた者
	精神通院医療	精神疾患を有し、通院治療の継続が必要な者
未熟児養育医療		出生時体重2,000ｇ以下や生活力が特に薄弱な乳児
重度心身障害者医療費助成		重度の障害者（自治体によって実施の有無や助成の内容が異なる）

介護保険制度とは

● 高齢化の進展に伴い、要介護者の増加、介護期間の長期化など、介護ニーズがますます増大する一方、核家族化の進行、介護する家族の高齢化など、要介護者を支えてきた家族をめぐる状況も変化し、従来の老人福祉・老人医療制度による対応には限界が生じてきました。そこで、国は、高齢者の介護を社会全体で支え合うしくみ（介護保険制度）を創設しました（「介護保険法」1997年成立、2000年施行）。

【基本的な考えかた】

● 高齢者の自立を支援することを理念とする（自立支援）
● 利用者の選択により、多様な主体から保健医療サービス、福祉サービスを総合的に受けられる制度（利用者本位）

■介護保険制度における被保険者・受給権者

被保険者	対象者	受給権者
第1号 被保険者	65歳以上の者	● 要介護者（寝たきりや認知症で介護が必要な者） ● 要支援者（要介護状態となるおそれがあり日常生活に支援が必要な者）
第2号 被保険者	40歳以上 65歳未満の 医療保険加入者	● 上記のうち、初老期における認知症、脳血管疾患などの老化に起因する疾病（特定疾病）による要介護（要支援）状態にある者（P.33表）

被保険者は第1号被保険者と第2号被保険者に分けられる

Check 介護保険の保険者

● 介護保険制度の保険者（実施主体）：市町村および特別区（介護保険法第3条）。

介護サービスの流れ

●介護保険は、被保険者の要介護・要支援状態に対して保険給付され、保険給付には介護給付と予防給付があります。

■介護サービス利用の流れ

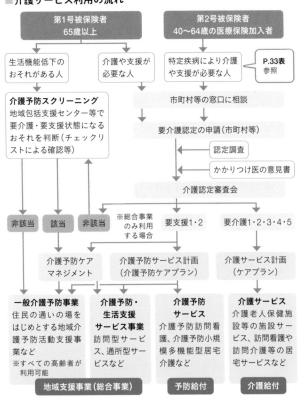

第1号被保険者
65歳以上

第2号被保険者
40〜64歳の医療保険加入者

生活機能低下のおそれがある人

介護や支援が必要な人

特定疾病により介護や支援が必要な人

P.33表参照

介護予防スクリーニング
地域包括支援センター等で要介護・要支援状態になるおそれを判断（チェックリストによる確認等）

市町村等の窓口に相談

要介護認定の申請（市町村等）

認定調査

かかりつけ医の意見書

介護認定審査会

非該当　該当　非該当

※総合事業のみ利用する場合

要支援1・2

要介護1・2・3・4・5

介護予防ケアマネジメント

介護予防サービス計画（介護予防ケアプラン）

介護サービス計画（ケアプラン）

一般介護予防事業
住民の通いの場をはじめとする地域介護予防活動支援事業など
※すべての高齢者が利用可能

介護予防・生活支援サービス事業
訪問型サービス、通所型サービスなど

介護予防サービス
介護予防訪問看護、介護予防小規模多機能型居宅介護など

介護サービス
介護老人保健施設等の施設サービス、訪問看護や訪問介護等の居宅サービスなど

地域支援事業（総合事業）

予防給付

介護給付

介護保険法で定める特定疾病

●介護保険の第2号被保険者は、特定疾病により要介護・要支援
状態になった場合に保険給付を受けることができます。

介護保険法で定める特定疾病

❶がん（医師が一般に認められている医学的知見に基づき回復の見込
みがない状態に至ったと判断したものに限る）
❷関節リウマチ
❸筋萎縮性側索硬化症
❹後縦靱帯骨化症
❺骨折を伴う骨粗鬆症
❻初老期における認知症
❼進行性核上性麻痺、大脳皮質基底核変性症及びパーキンソン病
❽脊髄小脳変性症
❾脊柱管狭窄症
❿早老症
⓫多系統萎縮症
⓬糖尿病性神経障害、糖尿病性腎症及び糖尿病性網膜症
⓭脳血管疾患
⓮閉塞性動脈硬化症
⓯慢性閉塞性肺疾患
⓰両側の膝関節または股関節に著しい変形を伴う変形性関節症

2006年4月〜 介護保険法施行令第2条による

Check

介護保険の自己負担割合
●介護保険サービスの利用者の自己負担は基本的に1割（所
得により2割または3割*）となっています。

※①「合計所得金額160万円以上」かつ「年金収入＋その他合計所得が単身
世帯で280万円（夫婦世帯で346万円）以上」の場合、利用者負担は2割。②
「合計所得金額220万円以上」かつ「年金収入＋その他合計所得が単身世
帯で340万円（夫婦世帯で463万円）以上」の場合、利用者負担は3割。

介護保険で利用できるサービス

●サービスには予防給付によるものと介護給付によるものがあり、居宅サービス、地域密着型サービス、施設サービスなどがあります。

■介護保険で利用できるおもなサービス

対象		予防給付 要支援1・2認定者	介護給付 要介護1〜5認定者
居宅サービス	訪問	介護予防訪問看護 介護予防訪問入浴介護 介護予防訪問リハビリテーション 介護予防居宅療養管理指導	訪問介護 訪問看護 訪問入浴介護 訪問リハビリテーション 居宅療養管理指導
	通所	介護予防通所リハビリテーション	通所介護 通所リハビリテーション
	短期入所	介護予防短期入所療養介護 介護予防短期入所生活介護	短期入所療養介護 短期入所生活介護
	その他	介護予防特定施設入居者生活介護 介護予防福祉用具貸与 特定介護予防福祉用具販売(購入費の支給)	特定施設入居者生活介護 福祉用具貸与 特定福祉用具販売(購入費の支給)
地域密着型サービス		介護予防認知症対応型通所介護 介護予防小規模多機能型居宅介護 介護予防認知症対応型共同生活介護(グループホーム)	定期巡回・随時対応型訪問介護看護 夜間対応型訪問介護 認知症対応型通所介護 小規模多機能型居宅介護 看護小規模多機能型居宅介護 認知症対応型共同生活介護(グループホーム)　ほか
施設サービス			介護老人福祉施設 介護老人保健施設 介護医療院 介護療養型医療施設(2024年3月末廃止予定)

※なお、要支援・要介護ともに、自宅(介護保険被保険者証に記載する家)に住んでいる場合、「住宅改修費」が受けられる。

池西静江、石束佳子、阿形奈津子 編:看護学生スタディガイド2024. 照林社、東京、2023:406. より引用、一部改変

看護小規模多機能型居宅介護 （看多機）

●地域密着型サービスの1つに、看護小規模多機能型居宅介護、通称「看多機」があります。

●小規模多機能型居宅介護（通称「小多機」）の「通い」「宿泊」「訪問介護」に加えて、看護師などによる「訪問看護」も組み合わせることができる比較的新しいサービスです。

■看護小規模多機能型居宅介護（看多機）の概要

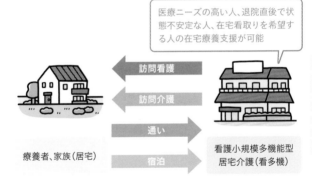

医療ニーズの高い人、退院直後で状態不安定な人、在宅看取りを希望する人の在宅療養支援が可能

訪問看護

訪問介護

通い

宿泊

療養者、家族（居宅）

看護小規模多機能型居宅介護（看多機）

●利用条件：要介護者

●受けられるサービス：訪問看護・訪問介護・通い・宿泊による日常生活の支援、医療的処置、生活機能訓練など

●メリット：看護も組み合わせたさまざまな療養支援が可能、心身の機能維持、家族の介護負担の軽減など

介護保険制度で利用できる福祉用具と住宅改修

●要介護度・要支援度に応じて、福祉用具貸与（レンタル）や福祉用具販売（購入費の保険給付）、住宅改修などが利用できます。

■福祉用具・住宅改修

サービス	対象	内容	費用
福祉用具貸与	❶要支援1・2、要介護1 ❷要介護2〜5 ❸要介護4・5	❶手すり、スロープ、歩行器、歩行補助杖 ❷❶に加え、車椅子と付属品　特殊寝台と付属品　床ずれ防止用具　体位変換器、認知症老人徘徊感知器　移動用リフト ❸❶、❷に加え、自動排泄処理装置	居宅サービス費より支給
特定福祉用具販売	要支援1・2、要介護1〜5 浴槽内いす　バスボード 浴室内すのこ　浴槽用手すり　浴槽内すのこ	腰掛便座、自動排泄処理装置の交換可能部分、入浴補助用具、簡易浴槽、移動用リフトのつり具部分	1年間で10万円を限度として支給
住宅改修（自宅に住んでいる人）	要支援1・2、要介護1〜5	手すりの取付け、段差の解消、滑り防止や移動の円滑化のための床または通路面の材料の変更、洋式便器などへの取り換えなど	20万円を限度として支給

訪問看護制度

●訪問看護を規定する法律には、介護保険法、健康保険法、高齢者の医療の確保に関する法律（高齢者医療確保法）があります。
●いずれも、かかりつけ医からの訪問看護指示書が必要です。

■介護保険制度と医療保険制度の訪問看護の違い

	介護保険制度	医療保険制度	
	介護保険法	健康保険法	高齢者 医療確保法
根拠法	介護保険法	健康保険法	高齢者 医療確保法
対象者	●継続して療養を続ける必要があり、かかりつけ医が認めた要支援者、要介護者	●継続して療養を続ける必要があり、かかりつけ医が認めた者 ▶40歳未満 ▶40歳以上65歳未満：介護保険の特定疾病に該当しない者（がん末期を除く） ▶65歳以上：介護の認定を受けていないが訪問看護が必要な者	●継続して療養を続ける必要があり、かかりつけ医が認めた者 ▶65歳以上75歳未満：一定の障害が認められる者 ▶75歳以上の後期高齢者
訪問回数	●区分支給限度額内でのケアプランに基づく回数	●原則として週に3回（1日1回）を限度 ●ただし、厚生労働大臣が定めた疾病、状態によっては週4回以上（1日複数回）の訪問が可能 ●複数の訪問看護ステーションを利用可能	

介護保険・医療保険適用の流れ

●介護保険利用か医療保険利用かをフローチャートに示しました。
●介護保険はほかの法律に優先するため、介護保険で利用できる
　場合は医療保険での利用はできません。

■訪問看護の保険適用のフローチャート

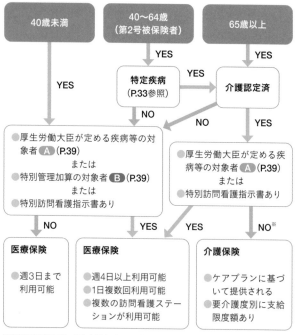

※「精神科訪問看護の対象者（認知症を除く）」の場合は、医療保険による訪問看護（週3日まで）となる。

【 A 　厚生労働大臣が定める疾病等】

- ● 末期の悪性腫瘍
- ● 多発性硬化症
- ● 重症筋無力症
- ● スモン
- ● 筋萎縮性側索硬化症
- ● 脊髄小脳変性症
- ● ハンチントン病
- ● 進行性筋ジストロフィー症
- ● パーキンソン病関連疾患
- ● 多系統萎縮症

- ● プリオン病
- ● 亜急性硬化性全脳炎
- ● ライソゾーム病
- ● 副腎白質ジストロフィー
- ● 脊髄性筋萎縮症
- ● 球脊髄性筋萎縮症
- ● 慢性炎症性脱髄性多発神経炎
- ● 後天性免疫不全症候群
- ● 頸髄損傷
- ● 人工呼吸器を使用している状態

【 B 　特別管理加算の対象】

- ● 在宅悪性腫瘍等患者指導管理
- ● 在宅気管切開患者指導管理
- ● 気管カニューレを使用している
- ● 留置カテーテルを使用している
- ● 在宅自己腹膜灌流指導管理
- ● 在宅血液透析指導管理
- ● 在宅酸素療法指導管理
- ● 在宅中心静脈栄養法指導管理
- ● 在宅成分栄養経管栄養法指導管理
- ● 在宅自己導尿指導管理

- ● 在宅人工呼吸指導管理
- ● 在宅持続陽圧呼吸療法指導管理
- ● 在宅自己疼痛管理指導管理
- ● 在宅肺高血圧症患者指導管理
- ● 人工肛門または人工膀胱を設置している
- ● 真皮を超える褥瘡の状態にある
- ● 在宅患者訪問点滴注射管理指導料を算定している

Check 特別訪問看護指示書

● 肺炎や心不全などの急性増悪、退院直後、終末期などの場合に、1人につき月1回限り、指示書交付日から14日以内は毎日でも医療保険で訪問看護を利用できます。

地域包括ケアシステム

●地域包括ケアシステムとは、地域の実情に応じて、高齢者が、可能な限り住み慣れた地域でその能力に応じ自立した日常生活を営むことができるよう、医療、介護、介護予防、住まいおよび自立した日常生活の支援が包括的に確保される体制のことです。

■**地域包括ケアシステムの姿**

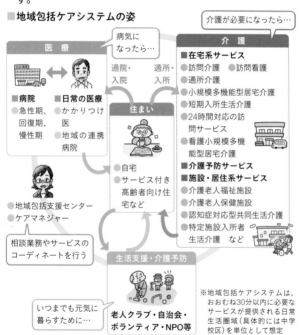

介護が必要になったら…

介　護

■**在宅系サービス**
●訪問介護　●訪問看護
●通所介護
●小規模多機能型居宅介護
●短期入所生活介護
●24時間対応の訪問サービス
●看護小規模多機能型居宅介護
■**介護予防サービス**
■**施設・居住系サービス**
●介護老人福祉施設
●介護老人保健施設
●認知症対応型共同生活介護
●特定施設入所者生活介護　など

医　療

病気になったら…

通院・入院　　通所・入所

■**病院**
●急性期、回復期、慢性期

■**日常の医療**
●かかりつけ医
●地域の連携病院

住まい

●自宅
●サービス付き高齢者向け住宅など

●地域包括支援センター
●ケアマネジャー

相談業務やサービスのコーディネートを行う

生活支援・介護予防

いつまでも元気に暮らすために…

老人クラブ・自治会・ボランティア・NPO等

※地域包括ケアシステムは、おおむね30分以内に必要なサービスが提供される日常生活圏域（具体的には中学校区）を単位として想定

厚生労働省：地域包括ケアシステム. https://www.mhlw.go.jp/stf/seisakunitsuite/bunya/hukushi_kaigo/kaigo_koureisha/chiiki-houkatsu/dl/link1-4.pdf(2021.8.20アクセス)を参考に作成

自助・互助・共助・公助

●地域包括ケアシステムの大きな支えとなるのが、自助・互助・共助・公助です。

●自助：自分のことを自分でする（市場サービスの購入も含む）
●互助：相互に支え合う（共助のように費用負担が制度的に裏づけされていない、自発的なもの）
●共助：介護保険、医療保険などの公的保険制度の利用
●公助：税による公の負担

■自助・互助・共助・公助[※]からみた地域包括ケアシステム

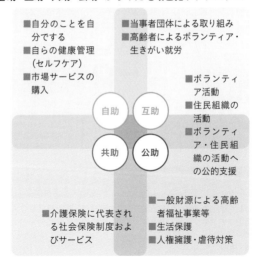

■自分のことを自分でする
■自らの健康管理（セルフケア）
■市場サービスの購入

■当事者団体による取り組み
■高齢者によるボランティア・生きがい就労

自助　互助

共助　公助

■ボランティア活動
■住民組織の活動
■ボランティア・住民組織の活動への公的支援

■介護保険に代表される社会保険制度およびサービス

■一般財源による高齢者福祉事業等
■生活保護
■人権擁護・虐待対策

地域包括支援センター

● 介護予防の推進と地域における包括的・継続的なケアマネジメント機能を強化するために、市町村は地域支援事業を実施しています。

● 地域支援事業は、総合事業、包括的支援事業、任意事業に分けられ、地域包括支援センターは包括的支援事業を担っています。

■地域包括支援センターの業務

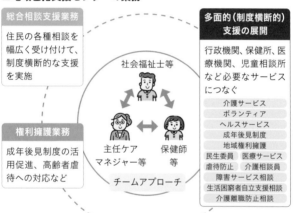

総合相談支援業務

住民の各種相談を幅広く受け付けて、制度横断的な支援を実施

権利擁護業務

成年後見制度の活用促進、高齢者虐待への対応など

社会福祉士等

主任ケアマネジャー等　保健師等

チームアプローチ

多面的（制度横断的）支援の展開

行政機関、保健所、医療機関、児童相談所など必要なサービスにつなぐ

- 介護サービス
- ボランティア
- ヘルスサービス
- 成年後見制度
- 地域権利擁護
- 民生委員　医療サービス
- 虐待防止　介護相談員
- 障害サービス相談
- 生活困窮者自立支援相談
- 介護離職防止相談

包括的・継続的ケアマネジメント支援業務

- ●「地域ケア会議」等を通じた自立支援型ケアマネジメントの支援
- ●ケアマネジャーへの日常的個別指導・相談
- ●支援困難事例等への指導・助言

介護予防ケアマネジメント（第1号介護予防支援事業）

要支援・要介護状態になる可能性のある者に対する介護予防ケアプランの作成など

資料：厚生労働省

障害者福祉

【障害者（児）の範囲】

● 身体障害　● 知的障害　● 精神障害　● 発達障害　● 難病

▓ 障害福祉サービスの概要

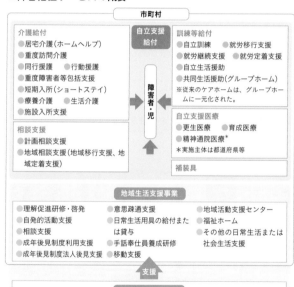

全国社会福祉協議会：障害福祉サービスの利用について 2021年4月版. より引用、一部改変
https://www.shakyo.or.jp/download/shougai_pamph/date.pdf（2021.9.10アクセス）

自立支援給付の申請

● 障害者の日常生活及び社会生活を総合的に支援する法律（障害者総合支援法）は、障害の有無にかかわらず、すべての国民が共生する社会、可能な限り身近な場所で支援が受けられる、社会参加の機会の確保などができ、社会的障壁を除去することを理念としています。

● 自立支援給付を受けるには、実施主体である市町村に利用申請を行う必要があります。介護給付を受けるには、障害支援区分（区分6）の認定を受ける必要があります。

■支給決定のプロセス

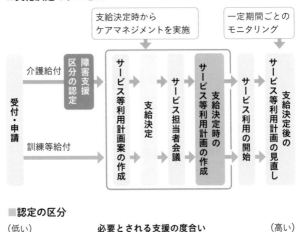

■認定の区分

（低い）　　　　　　　　**必要とされる支援の度合い**　　　　　　　（高い）

非該当　区分1　区分2　区分3　区分4　区分5　区分6

障害者手帳

- ●障害者手帳には、身体障害者手帳、療育手帳、精神障害者保健福祉手帳があります。
- ●それぞれ根拠法は異なりますが、障害者総合支援法の対象となり、さまざまな支援を受けることができます。

▊障害者手帳の種類

種類	等級	根拠法
身体障害者手帳	1級〜7級	身体障害者福祉法
療育手帳	重度（A）とそれ以外（B）自治体によって独自にAとBを細分化している場合もある	なし 療育手帳制度による
精神障害者保健福祉手帳	1級〜3級	精神保健福祉法

※障害者手帳の色、形状、レイアウト等の具体的な仕様については各自治体で定めているため、自治体ごとに様式が異なる

精神保健福祉

- ●精神保健及び精神障害者福祉に関する法律（精神保健福祉法）による入院形態は、措置入院、医療保護入院、任意入院に大別されます（**P.46図**参照）。
- ●退院後は、精神障害者の地域での生活を支えるために、さまざまなサービスを組み合わせることが必要です（**P.46表**参照）。

■精神保健福祉法による入院形態

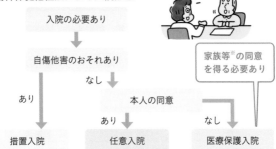

入院の必要あり

↓

自傷他害のおそれあり

あり ↓ なし ↓

本人の同意

あり ↓ なし ↓

> 家族等※の同意
> を得る必要あり

措置入院 **任意入院** **医療保護入院**

※「家族等」からのDVや虐待の加害者を除く。当該家族が唯一の家族である場合、医療機関は市町村長同意の申請ができる。令和6年4月から、家族等がどうしても同意・不同意の判断ができない場合には、家族等は意思表示を行わないこととすることができ、家族等の全員が意思表示を行わない場合には、医療機関は市町村長同意の申請ができるようになる。

■退院後の生活を支える社会資源

精神通院医療	●障害者総合支援法による自立支援医療 ●自己負担額は原則1割であるが、所得や疾患に応じて上限額あり ●訪問看護も適用(精神科訪問看護指示書が必要)
精神保健福祉センター	●社会復帰、依存症、うつ、心の健康づくりなど来所相談や地域精神保健業務を技術面から指導・援助する機関 ●都道府県・指定都市に設置
保健所	●地域における精神保健福祉活動の第一線機関、訪問指導や相談を行う ●市町村への技術支援
市町村	●訪問指導や相談、障害区分の認定や身近なサービスの提供

障害者を支える手当・年金

- 障害者の暮らしを支えるために、医療費の自己負担額の軽減（**P.30表参照**）やさまざまな手当もあるので、利用できる制度は正しく伝える必要があります。
- 国は障害者の法定雇用率の引き上げ（障害者雇用促進法による）や障害者雇用納付金制度を定めるなど、障害者雇用の促進を進めています。

■おもな障害者手当・障害年金

特別児童扶養手当	●20歳未満で精神・身体に障害を有する児童を家庭で監護、養育している父母などに支給（窓口は住所地の市区町村）
障害児福祉手当	●20歳未満で精神・身体に重度の障害を有し、日常生活において常時介護を必要とする者に支給（窓口は住所地の市区町村）
特別障害者手当	●20歳以上で精神・身体に著しく重度の障害を有し、日常生活において常時特別の介護を必要とする者に支給（窓口は住所地の市区町村）
障害年金 （窓口は住所地の市区町村または年金事務所）	●おもな受給要件： ❶傷病の初診日が国民年金、厚生年金の被保険者期間中または、共済組合の加入期間中である ❷初診日から1年6か月を経過した日（認定日）に、障害の程度が一定の基準以上である（20歳未満は20歳に達したとき） ❸保険料の納付済み期間と免除期間の合計が加入期間の3分の2以上である ●障害基礎年金：1～2級 ●障害厚生年金、障害共済年金：1～3級

生活保護

●生活保護は、日本国憲法第25条に定める「健康で文化的な最低限度の生活」を保障する制度です。病気や身体の障害、思いがけない事故など、いろいろな事情により生活に困ったすべての国民に対し、国が困窮に応じて必要な保護を行い、最低限度の生活を保障するとともに、自立の助長を目的としています。

■ 生活保護の種類

扶助の種類	扶助の内容	支給内容
医療扶助※	医療サービスの費用	直接医療機関に支払い(本人負担なし)
介護扶助※	介護サービスの費用	直接介護事業者に支払い(本人負担なし)
生活扶助	日常生活に必要な費用(食費、被服費、光熱費など)	算定基準あり特定の世帯には加算がある(母子加算など)
住宅扶助	アパート等の家賃	定められた範囲内で実費を支給
教育扶助	義務教育を受けるために必要な学用品費	定められた基準額を支給
出産扶助	出産費用	定められた範囲内で実費を支給
生業扶助	就労に必要な技能の修得等にかかる費用	定められた範囲内で実費を支給
葬祭扶助	葬祭費用	定められた範囲内で実費を支給

※医療扶助と介護扶助は現物給付、その他は金銭給付を原則とする。

地域・在宅療養者と家族の観察・アセスメント

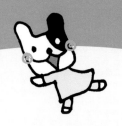

地域・在宅看護論実習では
療養者と家族の暮らしを踏まえた
観察・アセスメントが必要となります。
観察・アセスメントが必要な項目を
中心にピックアップしましたので
見ていきましょう。

療養環境に関するアセスメント

● 住宅の環境は一人ひとり異なります。一戸建て、賃貸アパート、高層マンションなどさまざまで、今後ますます多様化していきます。

● それぞれの個別性を理解し、光や空気、温度や湿度などの物理的環境を整える必要があります。

● 熱中症や転倒などを防ぐためにも療養環境（家の中、家の外）のアセスメントは大切です。

■療養環境調整の基本的な考えかた

1. 対象者の価値観を大切にする
2. 対象者や家族の暮らしかたを受け止める
3. 対象者の自立を妨げない

■療養環境のアセスメントの視点

1. 家の中が動きやすい動線になっているか
2. 安全面に配慮されているか
   ● 部屋が暗くて物が見えにくくないか
   ● 床や浴室は滑りやすくないか
   ● 足元に物が置かれていないか
   ● 扉は開けにくくないか
   ● 段差がないか
3. 介護用品が適切に使用されているか
4. 介護者の負担は重くないか　など

根拠 ●「玄関に荷物が置き去りで片づけられていない」「尿臭、便臭がする」などで、生活状況を知ることができます。

■ **家の中の安全面のアセスメント**

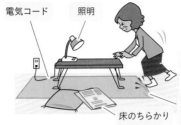

電気コード　照明

グラグラした机

床のちらかり

カーペットの端
（めくれ・厚み）

活動・休息（睡眠）に関するアセスメント

【活動のアセスメント】

● 本人の身体能力に加え、「何か工夫をすればできるようになる」ことも大事なアセスメントの視点です。

● 身体活動は、生活環境にも大きな影響を受けていることや、本人や家族等のニーズ、経済的な側面、姿勢などについてもアセスメントが必要です。

■ 活動のアセスメントの視点

1. 本人の身体能力
   ● 工夫次第では活動の範囲が広がることも踏まえる
2. 生活環境
   ● 生活環境によって活動が妨げられていないか
3. 本人の活動ニーズ
4. 同居家族のニーズ
5. 経済的な制限（物品の購入などが可能か）
6. 姿勢（**P.52図**）

■悪い姿勢が身体に与える影響

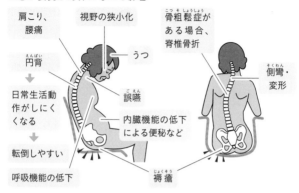

肩こり、腰痛

視野の狭小化

骨粗鬆症がある場合、脊椎骨折

円背（えんぱい）
↓
日常生活動作がしにくくなる
↓
転倒しやすい

うつ

誤嚥（ごえん）

内臓機能の低下による便秘など

側彎・変形（そくわん）

褥瘡（じょくそう）

呼吸機能の低下

【休息のアセスメント】

● 休息のなかでとくに重要なのは睡眠です。良質で適度な睡眠は、心身の健康や、脳機能や免疫機能の維持、良好な生活リズムの維持に欠かせません。

■休息のアセスメントの視点

1. 活動と休息のバランス
 ● 1日の活動内容の把握
2. 睡眠に関する自覚的な感覚（睡眠に関する質問票）
3. 睡眠に関するつらさの有無

※本人がわからない場合、家族から聞き取る。

Check ● 生活リズムや睡眠には個別性があるので、看護師の常識や価値観を療養者に押しつけないように注意しましょう。

■**睡眠パターン**

●**レム睡眠**：脳が活発にはたらき、記憶の整理や定着が行われている

●**ノンレム睡眠**：大脳は休息しており、脳や身体の疲労回復が行われている

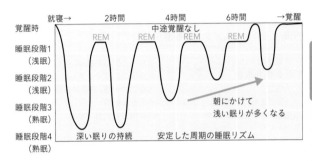

■**不眠の種類**

入眠障害	なかなか入眠できず、寝つくのに普段より2時間以上多くかかる
中間覚醒	いったん寝ついても、一晩に2回以上目が覚める
早朝覚醒	朝、普段よりも2時間以上早く目が覚める
熟眠障害	朝、起きたときにぐっすり眠った感じがしない

 Check 不眠症の定義

●不眠の訴えがしばしばみられ（週2回以上）、かつ少なくとも1か月間持続すること、不眠のため自らが苦痛を感じるか、社会生活または職業的機能が妨げられること、のすべてを満たすもの（日本睡眠学会）。

栄養・嚥下に関するアセスメント

- 食には、嗜好だけでなく、生活環境、身体機能の低下や心理面 など多くの要因が関与します。
- したがって、療養者自身の状態、家族や介護者の状況、暮らし かたなどを包括的に捉える必要があります。

■食生活のアセスメントの視点

- 自立度
- 食欲、摂取量
- 嗜好
- 誰とともに食事をしているか
- 買い物や調理の担当
- 食への関心や意欲
- 食事の回数やリズム
- 食物の形態、食事時の姿勢、食事 をとる場所
- 家族の食習慣　など

■栄養状態のアセスメント

1. 主観的包括的アセスメント（SGA、**P.55表**）
   - 簡単な問診と身体計測で評価する
2. 客観的評価
   - 皮膚や口腔の状態、食欲不振、脱水、摂食・嚥下障害、悪心・嘔吐の 有無、排泄の状況、発熱、感染の有無など
3. 摂食嚥下機能評価（**P.56表**）
   - 反復唾液嚥下テスト、改訂水飲みテスト、フードテスト
4. KTバランスチャート®（Kuchikara Taberu balance chart：KTBC）*
   - 口から食べるためのアプローチを観察とアセスメントから見出す ことを目的とする
   - 4つの枠組みと13個の項目を介入前後（レーダーチャートで視覚 化）で評価する

＊〈参考〉小山珠美：口から食べる幸せをサポートする包括的スキル　第2版　KTバラン スチャートの活用と支援. 医学書院, 東京, 2017.（https://www.igaku-shoin.co.jp/book/ detail/93200）（2023.8.1アクセス）

■ 主観的包括的栄養評価（SGA）

1. 病歴
   - (1) 体重変化
     - 過去6か月間の体重減少：減少量＝#_____ kg；％減少率＝#_____
     - 過去2週間の体重変化：_____増加,
       - _____変化なし,
       - _____減少
   - (2) 食事摂取状況の変化（通常時と比較）
     - _____変化なし,
     - _____変化あり_____持続期間＝#_____週,
       - _____タイプ：_____適正レベルに近い液体食, _____完全液体食
         - _____低カロリー液体食, _____絶食
   - (3) 消化器症状（2週間以上持続）
     - _____なし, _____悪心, _____嘔吐, _____下痢, _____食欲不振
   - (4) 身体機能
     - _____機能不全なし,
     - _____機能不全あり_____持続期間＝#_____週,
       - _____タイプ：_____労働制限,
         - _____歩行可能,
         - _____寝たきり
   - (5) 基礎疾患と栄養必要量の関係
     - 初期診断_____
     - 代謝亢進に伴うエネルギー必要量／ストレス：____なし, ____軽度,
       - ____中等度, ____高度

2. 身体所見
   （スコアによる評価：0＝正常, 1＋＝軽度, 2＋＝中等度, 3＋＝高度）
   - #_____皮下脂肪の減少（上腕三頭筋, 胸部）
   - #_____筋肉量の減少（大腿四頭筋, 三角筋）
   - #_____くるぶしの浮腫
   - #_____仙骨部の浮腫
   - #_____腹水

3. 主観的包括的栄養評価（1つ選択）
   - _____A＝栄養状態良好
   - _____B＝中等度の栄養不良
   - _____C＝高度の栄養不良

適切なカテゴリーを選びチェックマークを入れ、"＃"には数値を記入する。

■摂食嚥下機能評価

反復唾液嚥下テスト	●反復唾液嚥下テストでは30秒の間に、唾液を何回飲み込めるのかを計測する ●飲み込めた回数が2回以下の場合、摂食嚥下障害の可能性が高くなる
改訂水飲みテスト 反復唾液嚥下テストで30秒で唾液を3回飲み込めなかった場合など	●少量（3mLほど）の冷水を口腔内に入れ、嚥下動作を2回行う ●むせ込みの有無や、嚥下動作に対する呼吸状態の変化、声の変化を確認する
フードテスト	●茶さじ1杯（約4g）のプリンやゼリーなどの半固形物、またはお粥や液状の食べ物を食べ、飲み込んだ後に、口の中に食物が残っていないか、むせ込みの有無、呼吸の変化などを確認する

■低栄養の原因

食事摂取量の減少	●摂食嚥下機能の低下、味覚感受性、消化機能の機能低下 ●ADLの低下、病気や薬剤の副作用によるもの、意欲の減退　など
環境要因	●独居、変化のない生活、買い物困難　など
経済的要因	●現金収入の減少　など
その他	●ストレス、心配事、精神的要因、脱水　など

 Check 「食」の意義
●栄養を摂取するということに加え、個人の好みや楽しみといった食べかたが重要になります。また、「食」をともにする人々との交流、会話なども大切にしましょう。

■低栄養のめやす

●BMI 18.5未満
　BMI＝体重(kg)÷[身長(m)×身長(m)]
●血清アルブミン値3.5g/dL未満
　または
　血中コレステロール値150mg/dL未満

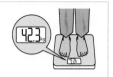

■楽しく安全に食べるための環境調整

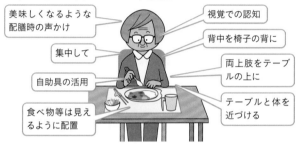

美味しくなるような
配膳時の声かけ

集中して

自助具の活用

食べ物等は見え
るように配置

視覚での認知

背中を椅子の背に

両上肢をテーブ
ルの上に

テーブルと体を
近づける

根拠

●障害などで通常の食器が使用できない場合は、自助具を
活用することで自力で食事を摂取することができます。
食事時の姿勢は、安定してかつ誤嚥を起こしにくいよう
に整える必要があります。

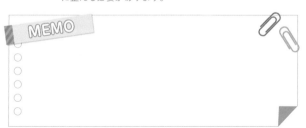

MEMO

排泄に関するアセスメント

●排泄については、療養者・家族にとって下記の3つの基本的な考えかたがあります。そのことを理解し、できるだけ排泄の自立に向けて援助していきましょう。

■排泄の基本的な考えかた

●排泄は生命維持に欠かせないもの
●最後まで人の世話にはなりたくないもの
●同時に排泄の介助をする家族の負担は大きいもの

■排泄のアセスメントに必要な情報

●認知機能
●トイレ環境
●尿意・便意の有無
●排尿の回数・量・性状
●排泄に伴う症状の有無

●運動機能
●生活リズム・生活習慣
●排便の量・回数・性状
●排泄行動の自立度
●介助者の知識と技術

■排泄行動の観察　＊（ ）内は必要な機能

便意・尿意を感じる（排泄機能）	トイレに移動（運動機能・認知機能）	トイレの場所、用具の使いかたがわかる（認知機能）	下着を下ろす（運動機能・認知機能）	便器に座る（運動機能・認知機能）

■おもな排泄障害とアセスメント・ケア

おもな排泄障害		アセスメント	ケア
排尿	失禁	●尿意の有無、排尿パターンの把握、残尿測定、トイレまでの距離、トイレ行動・動作の把握、トイレ環境（手すり、洋式トイレなど）、認知機能	●必要時おむつ着用、必要時膀胱留置カテーテル。機能性尿失禁の場合は早めのトイレ誘導、腹圧性尿失禁の場合は骨盤底筋群の体操
	尿閉	●残尿測定、残尿感	●膀胱留置カテーテル挿入・管理、自己導尿の指導・観察
排便	便秘	●排便時の努責、便の回数・量・性状、腹筋・腹圧	●食事・水分摂取指導、腹部マッサージ、腹部温罨法、必要時浣腸・摘便

Check トイレ環境（手すり、居室からの距離、便器の種類や備品など）を確認しましょう。

排泄する（排泄機能）	後始末をする（運動機能・認知機能）	下着を整える（運動機能・認知機能）	部屋に戻る（運動機能・認知機能）

■尿失禁の分類

分類	特徴	おもな介入
機能性尿失禁	ADL障害、認知症のために排尿動作がうまくできない。泌尿器には問題はない	トイレ誘導、排尿行動の訓練
完全尿失禁	膀胱に尿をためることができない。常に尿が漏れる状態。尿道括約筋や外尿道口の損傷に伴う	手術療法
切迫性尿失禁	抑制しきれない尿意があり、トイレに間に合わない。中枢神経系の障害、男性は前立腺肥大などでも起こる	トイレ時間誘導（膀胱訓練）
腹圧性尿失禁	くしゃみ、咳など腹圧がかかったときに起こる。経産婦に多い。骨盤底筋群の脆弱化	骨盤底筋群の体操
溢流性尿失禁	膀胱内の残尿が溢れ出す。前立腺肥大症などで膀胱機能が低下することで生じる。残尿が多い	用手圧迫による排尿、基礎疾患治療
反射性尿失禁	尿意がない。一定の蓄尿刺激で排尿してしまう。脊髄損傷などにみられる	自己導尿、排尿訓練

Check

●尿失禁は自分の意思とは関係なく、尿が漏れてしまうことをいいます。男女問わず、年齢も問わず起こりますが、高齢者・女性には特によくみられます。恥ずかしいことと思ってしまい、なかなか相談できずに悩む人も多いようです。原因がわかれば治療方法もありますので、相談できる雰囲気づくりを心がけ、相談にのってあげられるとよいと思います。

■ 慢性便秘症の分類

分類			病態等
一次性	機能性便秘症	大腸通過正常型	大腸の糞便輸送能力は正常にもかかわらず、食物摂取量や食物繊維成分の不足などにより排便回数や量の減少があるもの、あるいは硬便などによる排便困難を呈するもの
		大腸通過遅延型	大腸の糞便輸送能力が低下し、排便回数・量が減少する。現在、大腸通過時間を正確には計れないため鑑別は難しい
		機能性便排出障害	機能性便秘症などに合併する一つの型で、骨盤底筋協調運動障害も含む
	便秘型過敏性症候群		機能性便秘症とは連続体と捉えられ、明確な鑑別は難しい
	非狭窄性器質性便秘症	小腸・結腸障害型	慢性偽性腸閉塞症など
		器質性便排出障害	直腸瘤などで直腸・肛門の障害
二次性	薬剤性便秘症		抗コリン薬、抗精神病薬などの薬剤により発症、オピオイド誘発性便秘症
	症候性便秘症		パーキンソン病、糖尿病、甲状腺機能低下症などにより発症
	狭窄性器質性便秘症		大腸がんなどにより器質性の狭窄がみられるもの
その他、症状による分類			
排便回数減少型			便が出ない。排便回数の減少
排便困難型			便の排泄ができない

日本消化管学会 編：便通異常症診療ガイドライン2023　慢性便秘症, 南江堂, 東京, 2023：4-6を参考に筆者作成

清潔・衣生活に関するアセスメント

● 感染予防や褥瘡予防の身体的ケアの意味合いだけでなく、爽快感やスキンシップなどによる精神的ケアにもつながるため大切です。

● 清潔ケアとして、最も効果が大きいのは入浴・シャワー浴です。

● 入浴・シャワー浴は、運動強度は1.5〜2.0METs程度（入浴は座位、シャワー浴は立位で実施）で、大きなものではありません（1METs：安静座位）が、身体への負荷はかかります。特に循環動態（血圧、脈拍）などには大きな影響があります。

● 入浴・シャワー浴が可能な目安を知っておきましょう。

　▶ 安全に入浴するための目安（目安として下記の数値を活用し、病態を考慮して実施する）

　・ 体温：平熱±0.5℃以内（37.5℃以下）、悪寒がない

　・ 血圧：収縮期血圧160mmHg未満、拡張期血圧100mmHg未満

 根拠 ● 日本健康開発財団等による訪問入浴に関連する事故、体調不良の発生調査により、事故発生は、① 高血圧時、② 発熱時、にリスクが高くなるとしています。

■ 清潔・衣生活のアセスメントに必要な情報

● 全身状態（なかでも、呼吸・脈拍・血圧・体温は確実に計測しよう）
● 点滴など医療処置に伴う活動制限
● 運動機能（筋力・関節可動域）
● 平衡感覚
● 認知機能
● 生活習慣
● 家屋の状況（浴室・脱衣所・居室の状況など）
● 家族の介護力・経済力

【援助方法の選択】

- 左記の情報をアセスメントし、下記の視点を考慮して、適切な援助方法を選びます。
  - ▶中心静脈栄養法を受けている人の入浴は穿刺針の交換日に行うとよいでしょう。
  - ▶入浴介助は浴室での転倒に注意し、滑り止めマットや椅子があるとよいでしょう。
  - ▶療養者が自分でできることは何かを考え、可能な限り自分で行えるように配慮しましょう。

■ 清潔ケアの特徴

清潔行為	部位	エネルギー消耗度 (大・中・小)	静水圧の影響 (大・小・無)	温熱効果 (大・中・無)	浮力の影響 (有・無)	感染予防の効果 (大・小)
入浴	全身	大	大	大	有	小
シャワー浴	全身	大	小	中	無	小
部分浴 (手浴・足浴)	部分	小	小	中	無	小
部分洗浄 (陰部洗浄)	部分	小	無	無	無	大
全身清拭	全身	中	無	中	無	小
部分清拭	部分	小	無	無	無	小
口腔ケア	部分	小	無	無	無	大

【衣服の選択】

- 衣服は、療養者の好みや普段の習慣を優先して決定します。
- そのなかで、ゆとりのあるもの、更衣しやすいもの、吸湿性・保温性のある素材を考慮して選択しましょう。

呼吸・循環に関するアセスメント

- 呼吸・循環は、何か問題がなければ普段は意識しないものです。一方、問題が生じると生命の危機を感じます。
- したがって、呼吸・循環のアセスメントと適切な対処は重要性が高く、なかには緊急性が高い場合があることに注意しましょう。
- 呼吸・循環に障害がある療養者に対しては、普段の状態を事前に把握しておき、変化に気づけるようにしましょう。

■呼吸のアセスメントに必要な情報

- 呼吸数、呼吸パターン
- SpO_2
- 咳嗽・喀痰の有無・性状
- 呼吸困難の有無
- 呼吸副雑音の有無
- チアノーゼの有無　など

Check 呼吸困難の観察

話ができない、あるいは話はできるが一言ずつ区切らないと話せない場合は、呼吸困難があると判断できます。

根拠 ● 痰や誤嚥物などは気管支の角度や重力の関係で肺の下葉に貯留しやすいです。そのため、呼吸音は異常の生じやすい下葉の聴取が重要です。下葉は背面からの聴取が必要ですので、寝たきりの療養者であっても背面からの聴取を行うことで異常を見逃さないようにしましょう。

■咳・痰の分類と原因疾患

咳	痰	痰の特徴	原因疾患
湿性咳嗽	漿液性	サラサラした水様 （毛細血管の透過性亢進による）	気管支喘息発作時、肺がん
	粘液性	半透明で粘稠（透明～白色） （健常者でもみられる）	慢性閉塞性肺疾患、気管支喘息発作後
	膿性	黄色ないし緑色 （細菌感染により好中球などが混じる）	細菌性肺炎、肺結核、肺化膿症、気管支拡張症（血痰を伴う）など
	血性	血液が混じる （茶色・暗赤色）	肺がん、肺結核、肺炎、肺化膿症、気管支拡張症、肺血栓塞栓症、肺うっ血など
	泡沫性	泡状（ピンク色） （肺循環のうっ血による漏出液・血液が混入することもある）	肺水腫
乾性咳嗽	なし		間質性肺炎、自然気胸、縦隔腫瘍、大動脈瘤による気管支圧迫など

■循環のアセスメントに必要な情報

● 血圧
● 脈拍数・性状（不整脈）・心音
● チアノーゼの有無
● 動悸の有無
● 胸痛の有無
● 浮腫の有無
● 呼吸困難の有無

■心不全の症状と特徴

	病態	自覚症状	身体所見
左心不全	肺うっ血 心拍出量低下	労作時呼吸困難 夜間発作性呼吸困難 起座呼吸 咳 心臓喘息	チアノーゼ 断続性副雑音 肺水腫 泡沫状血痰 血圧低下 尿量減少 重症例では心原性 ショック
右心不全	静脈系のうっ血	全身倦怠感 食欲不振 腹部膨満感 浮腫 体重増加	頸静脈怒張 浮腫 胸水・腹水 肝腫大

■NYHAの心機能分類

Class I	Class II	Class III	Class IV
心疾患を有するが身体活動が制限されない。普通の身体活動では特に疲労、動悸、呼吸困難、狭心痛をきたさない	身体活動が軽度～中等度に制限される。安静時には無症状である。普通の身体活動で疲労、動悸、呼吸困難、狭心痛をきたす	身体活動が高度に制限される。安静時には無症状であるが、普通以下の身体活動でも、疲労、動悸、呼吸困難、狭心痛をきたす	非常に軽度の身体活動でも愁訴をきたす。安静時にも心不全あるいは狭心症状を示す。少しの身体活動でも愁訴が増加する

■呼吸・循環に障害がある療養者のケア

感染予防	●呼吸器疾患は感染で増悪するので罹患しないよう注意する ●ハウスダストの除去には拭き掃除・適度な換気を行う ●気道線毛運動を妨げないために湿度を調整する
日常生活行動の支援	●呼吸・循環に障害があると活動が制限され、介護が必要となる ●家族の状況の把握と介護負担を軽減するためにノーリフトケアや社会資源を活用する
セルフモニタリング	●療養日誌などをつけて自ら状態把握に努めるように指導する

※人工呼吸器などを装着している療養者については第5章を参照（P.132）。

Check *ノーリフトケア*
●介護者の身体的負担の軽減のために、福祉用具を活用して、持ち上げない、抱えない看護をめざすもの。

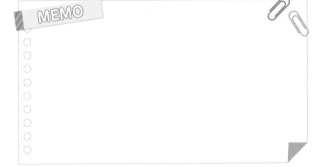

MEMO

皮膚のアセスメント

● 身体を広く覆う皮膚は、身体内部と外部の影響を受け、多くの
サインを出しています。
● 療養者の体調は安定しているように見えて、変化しやすいです。
生命徴候はもちろん、食事・排泄・活動・休息・コミュニケー
ションというADLの状態から、療養者の全身状態をいち早く
察知するために五感を使った看護を提供します。

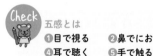

Check 五感とは

❶目で視る　　❷鼻でにおいを嗅ぐ　　❸口で味をみる
❹耳で聴く　　❺手で触る

■皮膚に関する観察項目

皮膚の状態	皮膚の脆弱性を見る⇒乾燥、湿潤、発赤、傷の有無など
感覚の有無	触覚、痛覚、温度覚など
圧迫部位の確認	骨突出部位、体位による変動、着衣による締めつけなど
活動と休息の バランス	体動制限、臥床時間、体位変換など
栄養状態	BMI、摂取行動の有無、摂取形態、摂取量、摂取回数など
意思確認の有無	希望する摂取形態、嗜好、食への希望
身体的機能	認知機能、食行動、嚥下機能、消化機能など
免疫機能	基礎疾患の有無、合併症
血液データ	アルブミン、総タンパク、白血球、赤血球、血小板、ヘモグロビンなど

●バイタルサインは生命徴候を反映する重要項目：意識レベル、血圧、脈拍数、呼吸回数、体温。
●バイタルサインの測定手技ではなく、バイタルサインを観察する際の視点が重要です。意識、呼吸、循環状態、全身状態に着目しながら観察しましょう。

■リスクマネジメント（褥瘡予防の視点）

●療養者・家族への支援（指導）として、活動を促す、また、長時間同一体位にしないことを心がけましょう。
●表皮剥離や皮膚の発赤を確認したら直ちに、看護計画を見直し、ケアの修正を行いましょう（「第5章 在宅褥瘡管理」P.113を参照）。

セルフケアの 維持・向上	●着衣の調整や寝具の選定 ●殿部、陰部の清潔を保つ（毎日洗浄する） ●皮膚のバリア機能を保つ（皮膚全体の観察と爪ケア、保湿）
	デイサービスやデイケアでの活動維持の提案
2〜3時間 ごとの 体位変換	●良肢位の保持と体位変換の方法の説明 ●移動・移乗動作の方法の説明（PTと連携） ●離床をすすめる（医師・PTと連携） ●家族のレスパイトとショートステイの検討 ●介護福祉士やヘルパー導入
介護保険の 福祉用具	●除圧機器利用の提案（体圧分散マットレス・自動体位変換ベッドなど）
栄養状態の 維持・改善	●療養者・家族の食に対する思いを傾聴する ●食事準備、食前、食中、食後の観察と改善点を提案する ●在宅管理栄養士の導入紹介 ●介護福祉士またはヘルパーの調理支援の紹介 ●宅配弁当等の紹介

第3章 皮膚のアセスメント

● 「体調が変わりやすい方だけど、今は安定している」、「いつ急に変化するかわからないから観察を継続する」という短期的（1〜2週間くらい）な視点をもちましょう。

● 同時に、療養者と家族が長期的にセルフケアできるように支援しましょう。

安全に関するアセスメント

● 在宅療養・日常生活は、多くのリスクが潜んでいます。しかしながら、「危ないからダメ」という訪問看護師のリスクマネジメント（危機管理）では、個人の生活を制限し、QOLが低下してしまう可能性があります。

● 訪問看護師は、「リスクはさまざまな生活場面に存在していること」を、療養者・家族とともに理解する必要があります。また、「トラブル発生による損失を最小限にする」という最良の予防策を療養者・家族とともに考えていくことが、訪問看護師のリスクマネジメントでは必要です。

● 療養者・家族の暮らしには、嗜好、快・不快、志向、幸・不幸など、さまざまな場面に個別性や生活史が反映されており、一様に訪問看護師がリスクとして決めることができないことにも留意しましょう。

■ 在宅看護におけるリスクマネジメント

医療上の リスク	● 医療機器を使用するリスク ● 特定行為に関連するリスク ● 医療資材を使用するリスク
療養環境上の リスク	● 居宅療養の場 　（訪問看護が認められる居宅という場所） ● 住環境・設備 ● 地域にある社会資源の有無に伴うリスク
療養者自身の リスク	● 疾患・障害、症状に伴うリスク ● 年齢・発達段階に伴うリスク ● 自己健康管理能力に伴うリスク ● 性格・価値観・生きがい・個性に伴うリスク
家族関係上の リスク	● 家族形態や介護力にかかわるリスク 　（独居、老老介護、認認介護、ヤングケアラー） ● 介護にかかわるDVや虐待のリスク
災害時の リスク	● 気候変動や地震などの自然災害のリスク ● ライフラインの途絶（電気・ガス・水道） ● 避難行動に伴うリスク

 Check　在宅療養におけるリスク

● 訪問看護師は、在宅療養におけるリスクを意識しながらも、療養者の気持ちを大切にし、療養者・家族のよりよい生活維持に覚悟してかかわることが大切です。

資料

地域支援事業

包括的支援事業	❶介護予防ケアマネジメント ❷総合相談支援業務（地域の高齢者の実態把握、介護以外の生活支援サービスとの調整など） ❸権利擁護業務（虐待の防止、権利擁護に必要な支援など） ❹包括的・継続的ケアマネジメント支援業務（支援困難な事例に関する介護支援専門員への助言、地域の介護支援専門員のネットワークづくりなど） ❺在宅医療・介護連携推進事業 ❻認知症総合事業（認知症初期集中支援チーム、認知症地域支援推進員など） ❼生活支援サービス体制事業（コーディネーターの配置、協議体の設置など） ❽地域ケア会議推進事業
総合事業	❶介護予防・生活支援サービス事業（訪問型サービス、通所型サービス、その他生活支援サービス、介護予防マネジメント） ❷一般介護予防事業（介護予防把握事業、介護予防普及啓発事業、地域介護予報活動支援事業、一般介護予防事業評価事業、地域リハビリテーション活動支援事業）
任意事業	市町村が地域の実情に応じて、総意工夫を生かして行う事業 ❶介護給付等費用適正化事業（真に必要なサービス検証など） ❷家族介護支援事業（介護教室、認知症高齢者見守り事業など） ❸その他：成年後見制度利用支援事業、福祉用具・住宅改修支援事業など

第4章

地域・在宅看護論
実習でよく出合う
疾患・症状

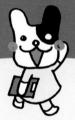

地域・在宅看護論実習で出合うことが多い
疾患・症状について、病態、治療、
観察ポイントなどをまとめました。
さっとポイントをおさらいできます。

脳血管障害後の後遺症

【病態】
- 脳血管障害は、脳血管の虚血や出血により、一過性あるいは持続性に脳の機能が障害された状態である。
- 脳内出血、脳梗塞、くも膜下出血は脳卒中と総称される脳血管障害である。
- 脳卒中のなかでも多いのが脳梗塞で、寝たきりの主要な原因の1つである。
- 脳梗塞を好発するのは、❶高血圧などの動脈硬化の危険因子をもつ者、❷心疾患をもつ者。
- 脳出血の主要な原因は高血圧である。出血部位で最も多いのは被殻出血である。

【脳梗塞の慢性期の治療】
- 脳梗塞危険因子の管理（降圧薬の内服など）
- 抗血小板療法もしくは抗凝固療法
- 早期からのリハビリテーション

【高血圧性脳出血の慢性期の治療】
- 生活習慣の改善
  - ▶食塩制限6g/日未満
  - ▶野菜の積極的摂取
  - ▶適正体重の維持、運動習慣
  - ▶禁煙、節酒
- 降圧治療薬

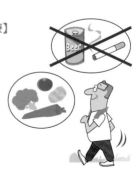

【訪問時の観察ポイント】

●血圧・脈拍・呼吸・意識状態などのバイタルサイン

●服薬管理

●日常生活動作、行動範囲など

●再発作の徴候の早期発見

　▶顔のゆがみ（歯を見せて笑ってもらう）、上肢挙上（目を閉じて両手を挙上）、構音障害（話してもらう）などを観察して、いつもと違う場合は要注意

●家族の介護負担

■おもな後遺症と対応

おもな後遺症		病態	対応
高次脳機能障害	認知症	記憶障害を中心とした、他の認知障害（失語・失行・失認など）で日常生活に支障をきたす状態。脳血管障害によるものは血管性認知症である	記憶障害による不安や混乱に対する対処。安心できる環境づくり
	失語症	脳の損傷が原因で話す・書く・読むなどの言語機能が失われた状態	短い文章や単語でゆっくり話す。非言語的コミュニケーションの利用など
	失認症／半側空間無視	失認は、感覚自体（視覚・味覚・聴覚など）には異常がないにもかかわらず、対象が認知できない状態。半側空間無視は右頭頂葉の後方の障害で視野には入っているものの、意識して注意を向けない限り、おもに左側のものに気づかない状態（視空間失認）	環境調整、安全への配慮、声かけ

おもな後遺症		病態	対応
高次脳機能障害	記憶障害	健忘症が代表的なもので、記憶（記銘・保持・想起）のいずれかが障害された状態	メモする習慣づけ。覚えることを復唱する。関連づけて覚えるなどをトレーニングする
	注意障害	気が散って、適切な対象に注意が向けられず、注意が持続しない状態	刺激を少なくして、療養者の興味のある課題を時間をかけて取り組む
	失行症	運動機能、知識、意欲に明確な問題がないにもかかわらず正しい動作を行うことができない状態。洋服が正しく着られない着衣失行、使い慣れている道具を正しく使えない観念失行など	療養者のペースに合わせて、根気づよくかかわること
	遂行機能障害	目標を設定し計画的に効率よく取り組むことができない状態	目標設定・計画立案のトレーニングをする。計画を1つずつ確実に遂行するよう支援する
	社会的行動障害	感情のコントロールがうまくできず、対人関係に問題を生じる状態	感情的になる場合は、行動する前にいったん立ち止まるクセをつける。まわりの理解・協力も必要
感覚障害		しびれ・疼痛	多職種連携によるリハビリテーション
運動障害		片麻痺・痙縮・拘縮	多職種連携によるリハビリテーション

慢性閉塞性肺疾患（COPD）

【病態】
- タバコ煙を主とする有害物質を長期に吸入曝露（ばくろ）することによって生じる肺疾患で、呼吸機能検査で気流閉塞を示す[1]。
- 肺気腫（はいきしゅ）、慢性気管支炎などの気流閉塞を伴う機能的な呼気障害の総称である。

【症状】
- 徐々に進行する労作時の呼吸困難や慢性の咳嗽（がいそう）・喀痰（かくたん）を主症状とする。
- 他覚的症状には、ビア樽状胸郭、胸鎖乳突筋（補助呼吸筋）の肥大、呼気の延長、口すぼめ呼吸、チアノーゼ、呼吸副雑音聴取などがある。
- 進行すると肺高血圧症、右心不全を呈する。

■ビア樽状胸郭

正常	ビア樽状胸郭

肺の過膨張により輪郭の前後径が増大する

前後径

■胸鎖乳突筋の肥大

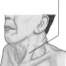

胸鎖乳突筋

努力呼吸により通常は使わない呼吸補助筋である胸鎖乳突筋を使用しているため、肥大している

【治療】
- 薬物療法は気管支拡張薬や喀痰調整薬、そして、ステロイド吸入薬も用いられる。
- 低酸素血症（動脈血酸素分圧55Torr以下の者、あるいは60Torr以下で睡眠中や運動負荷時に著しい低酸素症をきたす者）は在宅酸素療法（HOT）の適応になる。

■安定期COPDの重症度に応じた管理

軽度　　　　　　　　　　　　　　　　　　　　　　　　　　重度

COPD重症度

息切れ・QOL・増悪

FEV₁・運動耐容能・身体活動性

薬物療法

ICS併用(喘息病態合併・頻回の増悪かつ末梢血好酸球増多例)

LAMA(あるいはLABA)

LAMA+LABA
(テオフィリン・喀痰調整薬・
マクロライド系抗菌薬の追加)

必要に応じてSABA(あるいはSAMA)頓用

非薬物療法

禁煙・受動喫煙からの回避、ワクチン、身体活動性の向上と維持、
合併症・併存症の予防・治療

呼吸リハビリテーション(教育・運動・栄養)の導入→維持

酸素療法

換気補助療法

外科療法

● COPDの重症度はFEV₁低下の程度のみならず、運動耐容能や身体活動性の障害程度、さらに息切れの強度、QOLの程度(CATスコア)や増悪の頻度と重症度を加味して総合的に判断する。これらの評価は初診時のみでなく、定期的に繰り返すことが大切である。

● 禁煙は、一般のタバコのみならず、電子タバコ・加熱式タバコも例外ではない。また、受動喫煙からの回避のための教育および環境整備を行う。

● ICSは喘息病態合併患者に追加併用を行う。また、頻回の増悪(年間の中等度の増悪が2回以上、および/または、重度の増悪が1回以上)かつ末梢血好酸球増多(参考値300/μL以上)患者においてICSの追加併用を考慮する。ただし、本邦でICS単剤はCOPDに保険適用ではない。

● マクロライド系抗菌薬はCOPDに保険適用ではなく、クラリスロマイシンが好中球性炎症性気道疾患に保険収載されている。

● 肺炎併症や全身併存症の診断、重症度の評価および予防、治療を並行する。特に喘息病態の合併は薬物療法の選択に重要な因子である。

日本呼吸器学会COPDガイドライン第6版作成委員会 編:COPD(慢性閉塞性肺疾患)診断と治療のためのガイドライン 第6版 2022. 日本呼吸器学会, 東京, 2022:96. より改変して転載

【訪問時の観察ポイント】

- 呼吸数、呼吸状態（努力性呼吸の有無）
- 呼吸困難、喘鳴・呼吸副雑音、チアノーゼの有無
- SpO_2
- 意識状態（CO_2ナルコーシスの傾眠傾向）
- 感染徴候（発熱、頻脈）、咳嗽・喀痰の増加の有無

※在宅酸素療法（HOT）・在宅呼吸器療法のケアについては第5章（**P.127**）参照。

【訪問時のケアのポイント】

- 呼吸器感染症は病状を悪化させるため、手洗い・含嗽（がんそう）の徹底で感染リスクを低減する。
- 禁煙指導が重要である。
- 冬季は湿度が下がり、気道の線毛運動が低下するため、室内の湿度は50％以上にする。
- 喀痰喀出をしやすくするために水分の補給（めやす1日1,500mL）を行う。
- 低栄養状態は生命予後にも影響するため、栄養価の高い食事をとる。
- 在宅酸素療法はQOL向上をめざすものである。閉じこもらず感染予防を図りながら外出を勧める。
- 休みながらでも、日常生活動作は自分で行えるようにし、リハビリテーションにつなげる。
- 呼吸リハビリテーション（腹式呼吸法、口すぼめ呼吸法、ストレッチ、活動、排痰法）に取り組む。
- 咳・痰・体温などの健康管理表をつける。

〈引用文献〉
1. 日本呼吸器学会COPDガイドライン第6版作成委員会 編：COPD（慢性閉塞性肺疾患）診断と治療のためのガイドライン 第6版 2022. 日本呼吸器学会, 東京, 2022.

第4章 慢性閉塞性肺疾患（COPD）

筋萎縮性側索硬化症（ALS） 指定難病

【病態】

- 全身の運動神経が選択的に侵される原因不明の進行性の難病。運動をつかさどる神経（運動ニューロン）が減少していく。
- 発症部位により、❶上肢型（上肢の筋萎縮と筋力低下などが主）、❷球型（言語障害、嚥下障害などが主）、❸下肢型（下肢から発症する）、の3つに分けられる。
- 発症率は人口10万人あたり平均2.2人で、令和2年度末現在で特定医療費（指定難病）受給者証所持者数は10,514人（令和2年度衛生行政報告例）。
- 男性：女性＝1.3～1.5：1。特に50歳以降に発症しやすい。

【症状】

- おもに筋萎縮と筋力低下がみられる。進行すると上肢の機能障害、歩行障害、構音障害、嚥下障害、呼吸障害などが生じる。
- 生命予後は不良。個人差もあるが、人工呼吸器を使用しない場合、1～5年で死にいたることが多い。

手や足に力が入りにくくなるタイプ（四肢型）

- 細かい作業がしにくい
- 物がうまくつかめない
- 足が前に出ない
- 何もないところでつまずく

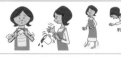

舌や口が動きにくくなるタイプ（球麻痺型）

- 呂律が回りにくい
- ラ行やバ行がうまく発音できない
- 飲み込みにくい

【治療】

❶薬物療法：ALSの進行を遅らせる目的で投与する。

- ●内服薬：リルゾール（商品名：リルテック）
- ●点滴注射薬：エダラボン（商品名：ラジカット）
- ❷栄養療法：病気がみつかったときに体重が減っている患者には、体重維持が必要。
- ●どのくらいの食事量が必要か、かかりつけの病院のNST（摂食嚥下チーム）に相談するとよい。
- ❸対症療法：症状を和らげる目的で行う。
- ●毎日のリハビリテーション、呼吸困難への対処、嚥下困難への対処。
- ●構音障害への対処：早めに新たなコミュニケーション手段（意思伝達装置）の習得を行うことが大切。

■ALSの在宅療養を支える4つの制度

公的
医療保険

訪問診療、訪問看護、高額療養費制度など

障害者
総合
支援法

ALSの
在宅療養

難病法

居宅介護、重度
訪問介護補装具
給付など

医療費の
助成など

介護保険

訪問介護、訪問リハビリ、
福祉用具レンタル　など

訪問介護、訪問リハビリ、
福祉用具レンタル　など

日本ALS協会：ALSケアガイド ALSと告知された患者・家族に最初に手にとってほしい本. 日本ALS協会, 東京, 2020：96より改変

Check 指定難病とは

- ●難病法による医療費助成の対象となる疾患を指定難病といい、2021年11月現在338疾病が指定されています。指定難病のほか、難病については「難病情報センター」のホームページ（https://www.nanbyou.or.jp/）で確認できます。

【訪問時の観察ポイント】

●ALS患者の日常生活動作を評価する尺度として、ALS機能評価スケール（日常活動機能評価のためのツール）（ALSFRS-R：ALS Functional Rating Scale）がある。

●言語、唾液分泌、嚥下、書字、摂食動作、着衣・身の回りの動作、寝床での動作、歩行、階段をのぼる、呼吸困難、起座呼吸、呼吸不全の12項目（0〜4の5段階）で構成され、その合計点（48点満点）で評価する。

●確定診断後の告知や症状の進行に伴う不安を療養者や家族がどのように受け止めているか把握する。

【訪問時のケアのポイント】

●療養者や家族の疾患の受け止めかた、今後の進行に伴う不安や悩みに寄り添い支援する。

●医療保険や介護保険、障害者総合支援法等の制度（患者会などもある）についてもしっかり調べ、合併症の予防、日常生活支援、QOLの向上が図れるよう支援する。

●必要な医療処置や人工呼吸器を装着するかなどの意思決定について、療養者・家族の思いを尊重する（多職種での支援体制が必要）。

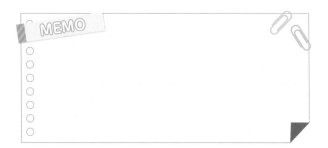

MEMO

パーキンソン病

【病態】

●大脳基底核（狭義には尾状核・被殻・淡蒼球、広義では黒質・視床下核含む）の黒質の変性により、ドパミン産生が低下する。

●ドパミンの産生が低下すると、大脳基底核での運動の制御が障害され（錐体外路系の異常）で、スムーズな運動ができなくなる。

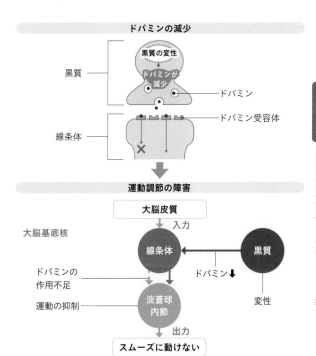

ドパミンの減少

黒質

黒質の変性

ドパミンが減少

ドパミン

ドパミン受容体

線条体

↓

運動調節の障害

大脳基底核

大脳皮質

入力

線条体 ← 黒質

ドパミンの作用不足

ドパミン↓

変性

運動の抑制

淡蒼球内節

出力

スムーズに動けない

【症状】

●4大症状として、安静時振戦（しんせん）（静止時の手足の振戦）、無動（動けなくなる、ゆっくりになる）、筋固縮（強剛）（きょうごう）（肘関節鉛管現象（えんかん）や歯車現象など）、姿勢保持障害（前かがみになりやすい）がある。

●その他の症状として、自律神経症状（便秘、排尿障害、起立性低血圧、脂漏性皮膚（しろうせい））や精神症状（抑うつ・不安・認知症など）がある。

●介護保険制度では特定疾病に指定されている（第2号被保険者が本疾患で介護が必要になれば介護保険のサービスが受けられる）。

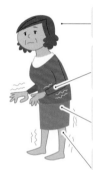

無動
動作がゆっくり

安静時振戦
止まっているときに手足がふるえる

筋固縮（強剛）
動かすのに抵抗がある・かたい

姿勢保持障害
姿勢を保つことができず転びやすい

【重症度分類】

●パーキンソン病の重症度分類はHoehn & Yahr（ホーン・ヤール）の重症度分類がよく使用される。

●ステージⅠ・Ⅱでは日常生活はほとんど介助はいらない。ステージⅢ・Ⅳになると姿勢保持障害がみられ、日常生活に介助が必要になる。ステージⅢ以上になると、指定難病の診断基準にも合致し、指定申請ができる。

●ステージⅤでは起立・歩行不能で、全面的介助が必要になる。

■パーキンソン病の重症度分類

生活機能障害度 (厚生労働省異常運動疾患 調査研究班)	Hoehn & Yahr (ホーン・ヤール) の重症度分類		例
Ⅰ度	日常生活、通院にほとんど介助を要しない	ステージⅠ	症状は一側で、機能的障害はあっても軽度	症状は片方の手足のみ
		ステージⅡ	両側性のパーキンソニズム、体幹・頸部の前傾・前屈などの姿勢がみられるが姿勢保持の障害はない。日常生活、職業は多少の障害はあるが行いうる	症状は両方の手足
Ⅱ度	@身の回りのことなどは、何とか1人で可能。細かい手指の動作、外出、通院などには部分的介助が必要	ステージⅢ	高度な体幹の前傾・前屈、頸部の前屈、歩行障害が明確となり、姿勢保持障害がみられる。活動はある程度制限されるが、自力での生活が可能	姿勢保持障害が加わる
	ⓑ日常生活の大半は介助が必要となる。通院も介助を要する。労働力はほとんど失われる	ステージⅣ	重篤な機能障害を有し、自力のみの生活は困難となる。姿勢保持障害が高度となり、容易に転倒するが、支えられずに歩くことはどうにか可能	日常生活に部分的介助
Ⅲ度	日常生活に全面的な介助を必要とし、歩行・起立不可能	ステージⅤ	1人では動けず、寝たきりとなる。移動は車椅子などによる介助のみで可能	車椅子や寝たきり

指定難病医療費助成制度の対象範囲

【治療】
- ドパミン前駆物質(レボドパ)が代表的な薬物治療。
- レボドパの副作用を観察する。
- 運動療法：歩行障害の改善を図る理学療法や日常生活動作の向上を図る作業療法など。

■ レボドパの副作用

ドパミン過剰によるもの	消化器症状	悪心・嘔吐・食欲不振
	不随意運動(ジスキネジア)	口部・全身
	精神症状	幻覚・せん妄
	循環器症状	動悸・不整脈・起立性低血圧
長期服用に伴うもの	wearing off 現象	薬効持続時間が短縮、日内変動出現、ジスキネジアが出現することがある
	on off現象	急に症状がよくなったり、悪くなったりする
中断等	悪性症候群	高熱・意識障害など

【訪問時の観察ポイント】
- 4大症状の変化(安静時振戦・無動・筋固縮・姿勢保持障害)の有無・程度
- その他の症状：歩行障害(すくみ足・小刻み歩行・突進現象など)、嚥下機能障害、構音障害、流涎、仮面様顔貌の出現状況
- 自律神経症状(便秘・排尿障害・皮膚の状態)の有無
- 精神症状(抑うつ・認知症・睡眠障害)の有無
- レボドパの副作用(wearing off 現象・ジスキネジアなど)
- 体温・脈拍・血圧・呼吸
- 食事摂取量

すくみ足	すり足歩行・小刻み歩行	加速歩行（突進現象）
●足がすくんで歩き出せない。歩き出し、狭い場所、方向転換時に多く、転倒の原因となる	●すり足となり、歩幅も小刻みとなる	●前傾姿勢のまま自分では止められないほど早足となり（加速）、何かにつかまってやっと止まる（突進）

歩き出せない　小刻み　すり足　早足　突進

Check　ジスキネジア
●自分では止められない・または止めてもすぐに出現するおかしな動きのことで、持続的に口をもぐもぐさせたり舌を左右に動かす、体が勝手にくねくね動くなどがみられます。

【訪問時のケアのポイント】

●ステージⅢ・Ⅳのときは、少しでも自立した生活を送れるように支援する。

●ステージⅤのときには、体位変換も困難になるので、介護負担も考慮して、社会資源の活用をすすめるとともに、合併症を予防する。

●歩行時は床に歩幅の間隔でテープを貼ったり、歩行時にリズムをつけるように声をかける。

●起立性低血圧を起こさないように動作はゆっくりするように声をかける。

●転倒しないように環境を整えるよう助言する。

●便秘には野菜や海草などの食物繊維の摂取をすすめ、温罨法や腹部マッサージを行う。

認知症

【病態】

- ●65歳以上の約15%が認知症と推定されている[1]。
- ●2025年には675万人（65歳以上の人口の18.5%、約5人に1人）に上ると推計されている[1]。
- ●❶アルツハイマー病、❷血管性認知症、❸レビー小体型認知症の順で多い。
- ●認知症は、一度獲得した知的機能が後天的な脳障害により、自立した日常生活が困難になるほどに持続的に衰退した状態をさす。
- ●知的機能とは、❶記憶機能、❷言語機能、❸見当識（時間、場所、人物を認識する）、❹視空間機能（動作、作業を行う）、❺実行機能（段取りをつける）、をいう。
- ●この5つの機能のうち、2つ以上の機能喪失は認知症をもたらす可能性が高い。

■記憶機能の種類

陳述記憶：言葉にできる		非陳述記憶：言葉にできない
意味記憶	エピソード記憶	手続き記憶
物と言葉の対応、学習を通して得た知識 例：住所、家族の名前、お金の支払いなど	個人が体験したできごとの記憶 例：前日の夕食のメニューなど	身体で覚えた記憶 例：車の運転、自転車の乗りかたなど

> アルツハイマー病ではここから障害されやすい

〈引用文献〉1. 内閣府：平成29年版高齢社会白書. 2017.

【症状】
●認知症症状は、必須症状である「認知機能障害（中核症状）」と、認知症に伴う「行動・心理症状（BPSD）」に分けられる。

行動・心理症状（BPSD）

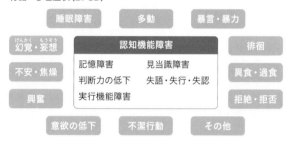

【認知症の診断に必要な検査】
●認知機能検査
  ▶改訂長谷川式簡易知能評価スケール（HDS-R）：20点以下が疑いあり
  ▶ミニ-メンタルテスト（MMSE）：23点以下が疑いあり
●観察式（行動評価法）知能評価法
  ▶FAST（アルツハイマー型認知症重症度判定）
  ▶NMスケール（N式老年者用精神状態尺度）
●画像検査：CT、MRI、スペクト（脳の血流分析）
●内科一般検査：胸部単純X線撮影、心電図、血液検査

■認知症の病型の特徴と治療

	アルツハイマー病	血管性認知症	レビー小体型認知症	前頭側頭型認知症
特徴	●全認知症患者の約60% ●エピソード記憶の障害	●脳血管障害の後遺症として生じる ●意欲低下と前頭葉機能の低下が目立つ	●全認知症患者の約20% ●変動する認知機能、せん妄の再燃、幻視（明瞭である）	●ピック病 ●タンパク質の異常な蓄積 ●性格・行動変化型と言語機能障害型
治療（薬剤）	●コリンエステラーゼ阻害薬（ドネペジル塩酸塩、ガランタミン臭化水素酸塩、リバスチグミン） ●メマンチン塩酸塩	●危険因子（高血圧、糖尿病、心房細動、高ホモシステイン血症、脂質異常症）に対する治療 ●再発予防（シロスタゾール、低用量アスピリンなど） ●ACE阻害薬	●ドネペジル塩酸塩が奏功 ※幻視等のBPSDに対して抗精神病薬を使用するとADLが著明に悪化する可能性大	●難治性 ※抗うつ薬の選択的セロトニン再吸収取り込み阻害薬が奏功する場合あり

【訪問時のケアのポイント】

❶「よき理解者として認めてもらうこと」が看護の第一歩。

●そのためには、先入観をもたずに穏やかな表情であいさつをする。

❷相手を細やかに観察し、何を言おうとしているか感じ取る。

●非言語的なメッセージは、こちらが読み取ろうとする。

❸本人ができることやもっている能力を引き出す。

●コミュニケーションや行動をともにしながら相手の関心事に気づく。

■認知症高齢者の日常生活自立度判定基準（概要）
（厚生労働省，2006）

ランク	判定基準
I	何らかの認知症を有するが、日常生活は家庭内および社会的にほぼ自立している
II	日常生活に支障をきたすような症状・行動や意思疎通の困難さが多少みられても、誰かが注意していれば自立できる
IIa	家庭外で上記IIの状態がみられる
IIb	家庭内でも上記IIの状態がみられる
III	日常生活に支障をきたすような症状・行動や意思疎通の困難さがみられ、介護を必要とする
IIIa	日中を中心として上記IIIの状態がみられる
IIIb	夜間を中心として上記IIIの状態がみられる
IV	日常生活に支障をきたすような症状・行動や意思疎通の困難さがひんぱんにみられ、常に介護を必要とする
M	著しい精神症状や周辺症状あるいは重篤な身体疾患がみられ、専門医療を必要とする

Check 軽度認知障害（MCI）とは

多様な原因から生じる「正常でもない、認知症でもない」（軽度の認知機能障害はあるが、日常生活は自立している）状態を指しますが、MCIの約7割は認知症に移行します。

● 健忘型：物忘れを主体とし、多くはアルツハイマー病に進行する

● 非健忘型：失語や失行を主体とし、レビー小体型認知症や前頭側頭型認知症に移行する

がん終末期

【地域・在宅看護におけるがん終末期とは】
●療養者・家族の希望により、全人的苦痛の軽減を図り、人生の最期を迎える日まで在宅で療養する時期である。

■全人的苦痛の相関図

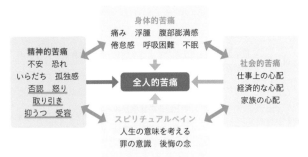

身体的苦痛
痛み　浮腫　腹部膨満感
倦怠感　呼吸困難　不眠

精神的苦痛
不安　恐れ
いらだち　孤独感
否認　怒り
取り引き
抑うつ　受容

社会的苦痛
仕事上の心配
経済的な心配
家族の心配

全人的苦痛

スピリチュアルペイン
人生の意味を考える
罪の意識　後悔の念

【がん終末期を支える地域・在宅看護の目的】
●療養者・家族が望む安寧な日々を送り、安らかな死を迎えられるように支援する。

■キューブラー・ロス：死の受容のプロセス

第1段階	否認	死を否定し、孤独の感情を抱く
第2段階	怒り	「なぜ？」と思い、何事に対しても怒りが起こる
第3段階	取り引き	神や仏にどうすれば延命してもらえるか願う
第4段階	抑うつ	取り引きが無駄であると知り、抑うつ状態になる
第5段階	受容	衰弱が進み、自分の終焉を静かに受け入れる

※家族も同様のプロセスをたどる。

【ACP（アドバンス・ケア・プランニング）：人生会議】

●もしものときのために、自分が望む医療やケアを、家族や医療ケアチームと話し合い共有する取り組み。何度でも行うことができる。

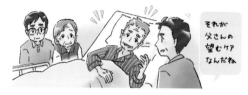

それが父さんの望むケアなんだね

【がん終末期の在宅ケア】

●がん性疼痛は、できるだけ早く苦痛の緩和を図る。

■がん性疼痛

体性痛	●皮膚、骨、筋肉など組織損傷からの痛み
内臓痛	●内臓の損傷、腹腔内圧上昇などからの痛み
神経障害性疼痛	●神経損傷からの痛み

■がん性疼痛の観察・アセスメント

●痛みの部位
●痛みの出現時期と期間、痛みの出現パターンや状況
●痛みの強さ、痛みの性状（ビリビリ、ズーン、ズキズキ、ピリピリなど）
●疼痛スケールの数値

Check 痛みのケア

●痛みの訴えに受容的にかかわりましょう。
●医師の指示に基づき薬剤を投与し、薬剤の有害事象に注意します。

■疼痛スケール

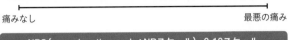

VAS（visual analogue scale：ビジュアル・アナログ・スケール）

痛みなし　　　　　　　　　　　　　　　　　　最悪の痛み

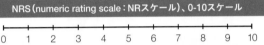

NRS（numeric rating scale：NRスケール）、0-10スケール

0　1　2　3　4　5　6　7　8　9　10

フェイススケール

0　　　1　　　2　　　3　　　4　　　5

■WHO方式がん疼痛治療4原則

- ●経口的に
- ●時刻を決めて規則正しく
- ●患者ごとに個別な量で
- ●そのうえで細かい配慮を

■鎮痛薬の種類

種類	薬剤名	副作用
非オピオイド	アセトアミノフェン NSAIDs	消化器症状
弱オピオイド	コデイン トラマドール	
強オピオイド	モルヒネ オキシコドン フェンタニル タペンタドール	眠気、悪心・嘔吐、せん妄、 呼吸抑制、便秘

【看取り期のACP（意思決定支援）】

●療養者が「最期の日までこうありたい」と選択・決定できるように支援する。

【家族への支援】

■家族の観察とアセスメント

●家族構成
●キーパーソン
●家族間の人間関係
●家族内での各役割
●家族の価値観
●療養者への希望
●家族間のコミュニケーション
●終末期への理解と受容度
●療養に対しての家族資源

●経済状況
●課題の有無と解決能力　など

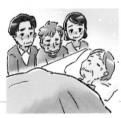

■家族ケアのポイント

●死が迫っている療養者を支え続ける家族は、強いストレスを抱えている
●家族の思いに配慮し、寄り添い続けることが、家族の力を引き出すことにつながる
●療養者の今後を予測し、具体的に伝え、看取りの心構えの準備を進める
●家族が納得した看取りを行うことができれば、死の受容につながり、今後の生きる力になる

 Check 終末期鎮静（ターミナルセデーション）

●看取り期にある療養者の耐えがたい苦痛への鎮静のことを終末期鎮静（ターミナルセデーション）といいます。

統合失調症

【病態】

●脳の機能（知覚・思考・感情・意欲・認知機能など多くの精神機能）を統合できなくなる疾患。

●環境や対人関係の緊張状態が複雑に絡み合い、心の葛藤を経て発症する。

●思春期〜成人前期に発症する。精神科疾患のなかで約50％を占める。

【症状】

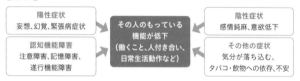

陽性症状
妄想、幻覚、緊張病症状

認知機能障害
注意障害、記憶障害、遂行機能障害

その人のもっている機能が低下
（働くこと、人付き合い、日常生活動作など）

陰性症状
感情鈍麻、意欲低下

その他の症状
気分が落ち込む、タバコ・飲物への依存、不安

■統合失調症の症状と経過

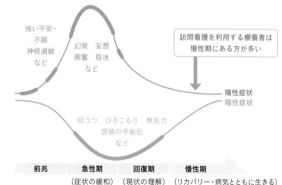

強い不安・不眠
神経過敏
など

幻覚　妄想
興奮　昏迷
など

訪問看護を利用する療養者は慢性期にある方が多い

陽性症状
陰性症状

抑うつ　ひきこもり　無気力
感情の平板化
など

前兆	急性期	回復期	慢性期
	（症状の緩和）	（現状の理解）	（リカバリー・病気とともに生きる）

<参考>国立国際医療研究センター：統合失調症とは？.
https://www.hosp.ncgm.go.jp/aboutus/medicalnote/s013/001/index.html（2023.8.16アクセス）

【観察・アセスメント】

観察項目	●バイタルサイン、一般状態、薬物による副作用の有無 ●表情、言動、精神症状（幻覚、妄想）の有無 ●睡眠や休息状況 　（入眠困難、眠りの深さ、覚醒状況、不眠時薬の使用状況） ●入浴、洗面、歯磨き、整容、更衣状況 ●身の回りの整理整頓 ●体重 ●食事、排泄状況 ●日中の活動量、就労など ●服薬状況、金銭管理など ●GAF（機能の全体的評定）尺度の評価
ケア	●確実な服薬実施とアドヒアランスの確認 ●生活状況の把握 ●生活上の困りごとの傾聴と対策の提案 ●セルフケアを高める声かけ・支援 ●GAF（機能の全体的評定）尺度評価を市町村、相談支援・ 　主治医と関係連携する ●必要時、病院への同行支援

【その他（訪問看護のケア）】

●病とともに、普通の日常生活を送れるように支援する（再発・寛解・増悪を繰り返す）。

●確実な薬物療法ができない（怠薬、拒薬、断薬）場合、本人や他者へ危害を及ぼすおそれがある場合には、主治医と連携し、入院加療が必要となる場合がある。

●人間対人間の看護を心がけ、よき理解者となり、信頼関係の構築に努める。

●複数名での訪問が必要な場合がある。

●電話での相談は、日中に可能な時間を決め、統一した対応を心がける。

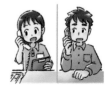

【薬物療法（おもな治療法）】

非定型 抗精神病薬	●エビリファイ ●ジプレキサ ●リスパダール ●オランザピン	●ドパミン受容体・セロトニン受容体に作用する ●体重増加や代謝異常に注意する ●錐体外路症状、悪性症候群、遅発性ジスキネジア、急性ジストニアに注意する
定型 抗精神病薬	●コントミン ●セレネース ●ドグマチール	

【精神科リハビリテーション】

●心理療法：療養者が困難だと感じている対人関係を集団や個人で練習し、ポジティブフィードバックする技法。

●生活技能訓練法（SST）

●心理教育/認知矯正療法

●作業療法

●就労支援

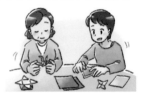

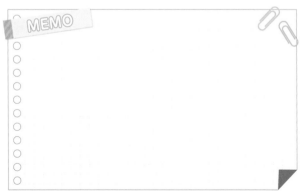

MEMO

寝たきり、廃用症候群

【廃用症候群とは】

● 「身体を動かせない」、または「動かないこと」で、心身の機能にさまざまな障害を起こし、ADLが低下した状態。

【原因】

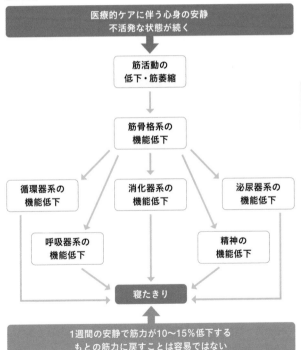

医療的ケアに伴う心身の安静
不活発な状態が続く

筋活動の
低下・筋萎縮

筋骨格系の
機能低下

循環器系の
機能低下

消化器系の
機能低下

泌尿器系の
機能低下

呼吸器系の
機能低下

精神の
機能低下

寝たきり

1週間の安静で筋力が10〜15%低下する
もとの筋力に戻すことは容易ではない

【症状】

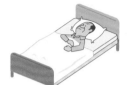

在宅廃用症候群（高齢者の場合）

筋骨格系
- 筋力低下、筋萎縮
- 関節拘縮
- 骨粗鬆症など

呼吸器系
- 沈下性肺炎
- 無気肺

泌尿器系
- 尿路結石
- 尿路感染症など

循環器系
- 心機能、全身持久力の低下
- 起立性低血圧
- 深部静脈血栓症など

皮膚系
- 床ずれ（褥瘡）など

精神系
- 抑うつ状態
- 認知機能低下など

消化器系
- 食欲低下
- 便秘
- 体重減少
- 低栄養など

予備能力の低い高齢者は特に注意が必要！
- 病気が原因になるとは限らない
- 段差のつまずきから、恐怖心で不活動になる
- 風邪気味で2〜3日寝込んだ後、精神的ストレスによる閉じこもりなどにも注意
- 活動する機会をつくり、寝たきりを予防する

【療養者・家族への支援】

- 過度な安静を避け、筋力を維持できるように生活に活動する機会を継続的に取り入れる。
- 更衣・清潔行動・食行動・排泄などの日常生活動作時に、体・心を動かす生活リハビリテーションを意識づける。
- 家族の「ゆっくりさせてあげたい」という思いが、過度の安静にならないように声かけを行う。
- 生活史から、興味・関心ごとを抽出し、リハビリ活動として継続支援する。
- 療養者・家族が願う目標を達成できるように、多職種と連携しながら支援する。

医療的ケア児

【医療的ケア児とは】

● 人工呼吸器や気管カニューレ、胃瘻などの医療デバイスを使用し、身体機能を補っている児童（18歳以上の高校生等を含む）のこと。

● 令和3（2021）年6月現在、在宅の医療的ケア児は全国で約2万人と推計されており、年々増加傾向にある。

● 令和3年9月に、医療的ケア児及びその家族に対する支援に関する法律が施行された。

■ 医療的ケア児及びその家族に対する支援に関する法律（概要）

基本理念		1. 医療的ケア児の日常生活・社会生活を社会全体で支援 2. 個々の医療的ケア児の状況に応じ、切れ目なく行われる支援 →医療的ケア児が医療的ケア児でない児童等とともに教育を受けられるように最大限に配慮しつつ適切に行われる教育に係る支援等 3. 医療的ケアでなくなった後にも配慮した支援 4. 医療的ケア児と保護者の意思を最大限に尊重した施策 5. 居住地域にかかわらず等しく適切な支援を受けられる施策
支援措置	国・地方公共団体による措置	●医療的ケア児が在籍する保育所、学校等に対する支援 ●医療的ケア児および家族の日常生活における支援 ●相談体制の整備　●情報の共有の促進　●広報啓発 ●支援を行う人材の確保　●研究開発等の推進
	保育所の設置者、学校の設置者等による措置	●保育所における医療的ケアその他の支援 →看護師等または喀痰吸引等が可能な保育士の配置 ●学校における医療的ケアその他の支援 →看護師等の配置
	医療的ケア児支援センター（都道府県知事が社会福祉法人等を指定または自ら行う）	●医療的ケア児およびその家族の相談に応じ、または情報の提供もしくは助言その他の支援を行う ●医療、保健、福祉、教育、労働等に関する業務を行う関係機関等への情報の提供および研修を行う　等

ここでは事例をもとに医療的ケア児と家族へのケアを考えてみましょう

【事例　A君・15歳】

●未熟児で出生。先天性の疾患があり、気管軟化症のため、気管内カニューレ装着。

●胃瘻造設中。現在、週4回施設のデイサービスに通っている。発語による意思疎通の確認はできないが、声かけにときどき反応し、開眼する。

●母親は、A君のデイサービスの合間にパートで働いている。

■A君と家族へのケア

気管カニューレ装着の観察とケア	●呼吸状態の観察 ●バイタルサインと全身状態の観察 ●気管切開部の皮膚の状態 ●療養者・家族の人工呼吸器管理能力をアセスメントする ●気管カニューレの管理（挿入部周囲の皮膚ケア、清潔の保持、固定バンドの交換など） ●痰の吸引（痰の性状、量など）
胃瘻のケア	●P.116参照
その他のケア	●歌や音楽を取り入れたリズム運動 ●必要時、入浴または清拭などの清潔ケア
家族のケア	●日常生活における不安の傾聴 ●医療ケアの手技観察・確認 ●療養者・家族との信頼関係の構築 ●相談支援員やケアマネジャー、デイサービス、かかりつけ医、家族との連携

第 5 章

地域・在宅看護論実習で行う技術

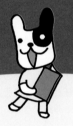

地域・在宅看護論実習で行う技術は、
病院で行う技術とは違いがあります。
ここでは、訪問看護の場で行うことが多い技術の
ポイントを解説します。

居宅と病院における看護技術の違い

【病院】
- 病気の治療と症状の改善が最優先である。
- 病院での決まりを守り、24時間体制で治療に専念する。
- 「診療の補助」と「療養上の世話」が一体となり提供される。

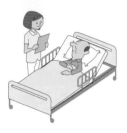

【地域・在宅医療】
- 比較的、病状が安定している療養者が対象である。
- 住み慣れた自宅で、療養生活を継続するための医療ケアを提供する。
- 療養者・家族のセルフケア能力を高める支援が必要である。
- 療養者・家族の自己責任と自立、意思決定を支援する。
- 療養者・家族の個別性を尊重できる。

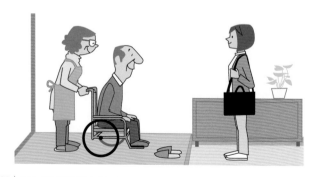

■居宅と病院の違い

	居宅	病院
療養環境 （彩光・空調・音）	●地域・家族によってさまざま	●整備されている
療養に必要な設備	●家族によってさまざま	●整備されている
医療機器や医療資材	●多種類あり ●必要最小限の備蓄	●種類の統一化 ●常時管理・多備蓄あり
24時間の観察と管理	●できない	●できる
生活ケアの主実施者	●療養者、家族	●看護師
医療ケアの実施者	●療養者、家族、訪問看護師	●看護師
看護師の対応	●単独対応が多い	●複数名
緊急時の対応	●30分から数時間を要する	●即時対応
関係職種	●ニーズによって多種多様にある ●集合に時間を要す	●多職種が即時に集合できる ●連携しやすい
情報の共有	●ICT、電話や会議を通して共有	●一元化されている
治療・処置	●医師の指示書をもとに開始できる	●即時対応

■在宅での工夫

❶医療的な側面だけでなく、生活史を理解し、療養者・家族に近い距離でかかわりをもつ
❷療養者・家族とともに、未来や希望に目を向け、予防的視点をもち、看護を行う
❸家にあるものを利用して、経済的にも精神的にも配慮したケアを提供する
❹療養者・家族に十分な時間をとり、向き合うことができる
❺信頼関係の構築が重要なカギとなり、寄り添った看護ができる

家にあるものを活用する工夫が必要！

例えば…

●誕生日は、訪問看護師でつくるバースデイカード
●眼瞼下垂の高齢者にアイプチ
●膀胱留置カテーテルの目隠し(保護布)を一緒につくる
●安価な材料で褥瘡パッドを作成
●ペットボトルで、陰洗ボトル、シャワーボトル、褥瘡洗浄ボトル、ベッド上での手浴シャワーボトルをつくる
●お金の管理では、薬カレンダーに1,000円ずつ入れ、生活費の目安にする(精神科の利用者)
●ゴム手袋で氷枕、手作りの薬BOX
●手作りのケリーパッドなどを活用する

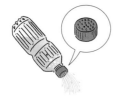

在宅における疼痛管理

●疼痛は、療養者の主観的な症状である。終末期では、身体的・精神的・社会的・スピリチュアルな痛みがあり、単独または相互に関連したもので、言語的・非言語的に表出される。療養者が訴える「痛み」を真摯に受け止め、対応することが重要である。

【在宅における痛みの対応】

❶療養者の訴えを受け止め、状態を確認・判断する。

❷重症度が高く緊急に対応が必要な状態か、自宅で経過観察をしてよい状態かをアセスメントする。

❸突然の痛みの出現は、骨折、感染症、消化管穿孔、出血、心筋梗塞など、緊急搬送が必要な場合があるため、主治医への報告・連携が不可欠となる。

■痛みの神経学的分類

侵害受容性疼痛		
体性疼痛 （表在痛・深部痛） ●表在痛は皮膚や皮下組織の刺激や損傷によるもの ●深部痛は筋肉・関節・骨などの刺激や損傷によるもの	**内臓痛・関連痛** ●内臓痛は管腔臓器の収縮・拡張、実質臓器の牽引・腫脹などが刺激になって起こるもの ●関連痛は内臓痛を伝える脊髄において、別のところの皮膚等の痛みと混同して脳に伝えられるもの	**神経障害性疼痛** ●神経組織そのものの刺激・損傷によるもの

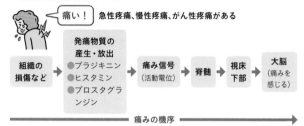

■侵害受容性疼痛の一例

痛い！　急性疼痛、慢性疼痛、がん性疼痛がある

組織の損傷など → 発痛物質の産生・放出　●ブラジキニン　●ヒスタミン　●プロスタグランジン → 痛み信号（活動電位） → 脊髄 → 視床下部 → 大脳（痛みを感じる）

痛みの機序

【在宅における麻薬管理（内服管理と持続皮下注入法）】

●在宅では、医療従事者の観察が行き届かないため、療養者と家族が安心して安全に麻薬の使用・管理ができるようなかかわりが必要となる。

●内服薬は、決められた時間に内服し、レスキュードーズは突出痛出現時に使用する。

●療養者の病状などの事情により、療養者・家族以外が麻薬を受領する場合は、療養者から受領依頼を受けた人である証明書が必要である。

●在宅での持続皮下注入法では、医師・薬剤師や看護師以外（療養者・家族、介護福祉士等）が、麻薬を取り出せない構造や注入速度の設定が変更できないようなロック式（ダイアルや鍵）の機能を使用する。

●毎回の訪問時、麻薬管理を行い、残薬があれば、薬局の薬剤師、訪問看護師がダブルチェックを行い、薬剤師が持ち帰り管理する。

●療養者の状態悪化や災害時に備え、家族を含む多職種での対応方法を事前に相談しておく。

※がん性疼痛については、第4章「がん終末期」（P.92）参照。

■レスキュードーズについて

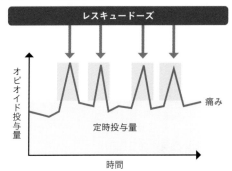

●痛みには持続痛と突出痛がある。持続痛には決められた時間の投与（定時投与）で対応するが、突出痛が出現した際はレスキュードーズを用いる。

●レスキュードーズには定時投与しているものと同じ成分で速放性のものを使用し、レスキュードーズの使用が増えてきた際は、定時投与量を増量するなどタイトレーションが必要になる。

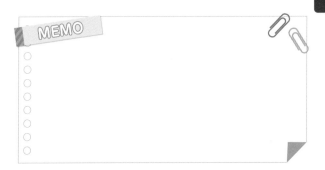

MEMO

■在宅における服薬管理記載例

月/日(曜日)		月 日(月)				月 日(火)				月 日(水)			
時間		8	12	20	22	8	12	20	22	8	12	20	22
定時薬	オキシコンチン(5)	2		2		2		2		2		2	
レスキュードーズ	オキノーム(5)				1				1				1
その他の薬	ロキソニン	1	1	1		1	1			1	1	1	
	ラキソベロン				15								15
	ランドセン(0.5)				1			1					1
痛みの程度	5												
	4				●								
	3							●					
	2												●
	1	●				●							
吐き気													
眠気													
食欲													
排便		コロコロ便											
その他													

転倒・転落防止

【転倒・転落とは】

●滑る、転ぶ、つまずく、ふらつき手をつく、尻もちをつく、ベッドから落ちる、椅子から滑り落ちるなど、日常生活のなかで不意に起こりやすい事象である。

■転倒・転落リスクのアセスメント

観察項目	アセスメントの視点
1. 年齢・既往歴	●65歳以上で、転倒・転落したことがある ●加齢に伴う各機能の低下や環境の適応力の低下
2. 感覚障害 ●視力障害、聴力障害、平衡覚障害	●視力・聴覚障害により危険予知が低下する ●めまいやふらつきによりバランスを崩す
3. 運動機能障害 ●麻痺、しびれ、拘縮、変形、筋力低下がある	●筋・骨格系疾患、神経疾患、筋力低下により、麻痺、しびれ、拘縮、変形などによりバランスを崩しやすい
4. 日常生活動作の低下 ●自立歩行、杖・歩行器・車椅子の使用、移動・移乗に介助を要す	●歩行補助具を使用することによる転倒 ●移動・移乗の介助時の転倒・転落
5. 認知機能障害 ●判断力・理解力・記憶力の低下、不穏行動、認知機能の低下がある	●自分の意見が伝えられないため、自ら行動を起こし、危険を回避できない
6. 薬剤 ●抗精神病薬、睡眠薬、麻薬、抗パーキンソン病薬などの使用	●薬剤使用によりバランスを崩しやすい

(転倒・転落リスクのアセスメント　つづき)

観察項目	アセスメントの視点
7. 排泄障害 ●尿・便失禁、頻尿、夜間のトイレ歩行、ポータブルトイレの使用など	●排泄障害に伴うトイレ歩行への影響により転倒しやすい
8. 病状 ●発熱、貧血、ドレーン類の挿入、リハビリ開始・訓練中、病状が急激に変化しているなど	●病状に伴うめまい・ふらつきによりバランスを崩しやすい
9. 療養者の特徴 ●行動が落ち着かない、自立心が強いなど	●無理な体勢や支援要請ができないことによる転倒・転落

■療養者と家族への支援

滑りにくい靴の選定

●介護靴(リハビリシューズ)の利用
●履きやすく、しっかり足の甲に固定できるかかとのある靴の利用

環境の調整　ベッド周囲

●衝撃緩和マットレスや超低床ベッドを利用する
●転落防止のサイドレールやL字に開閉するベッド用グリップを使用する
●足元灯を設置する

筋力低下予防

●日中に適度な運動を取り入れ、筋力低下を防ぐ
●趣味活動を提案する

その他の注意点

●排尿を済ませてから、就寝前の内服を行う
●採尿器やポータブルトイレの利用(夜間のみ)

療養者・家族の生活スタイルに合わせた転倒・転落リスクマネジメントを指導・提案する

在宅褥瘡管理
（第3章「皮膚のアセスメント」P.68も参照）

【褥瘡とは】
● 身体を支える場所に長時間の圧迫が加わり、血流が滞ることで起こる皮膚の組織損傷をいう。療養者や家族は、「床ずれ」と表現する場合がある。

【褥瘡が発生する要因】
❶ 外的因子：湿潤、摩擦、ずれ、機械的外圧（掻き傷、圧迫）
❷ 内的因子：栄養状態の悪化、皮膚の脆弱化、加齢
❸ 家族の介護力の低下

■褥瘡の好発部位

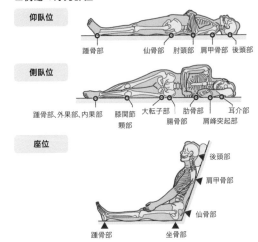

仰臥位

踵骨部　仙骨部　肘頭部　肩甲骨部　後頭部

側臥位

踵骨部、外果部、内果部　膝関節顆部　大転子部　肋骨部　耳介部　腸骨部　肩峰突起部

座位

後頭部
肩甲骨部
仙骨部
踵骨部　坐骨部

【褥瘡部の処置】

●痛みや苦痛を与える侵襲的なケアであるため、必ず全身状態を観察してから行う。

❶訪問看護指示書(特別訪問看護指示書)を確認する。

❷説明と同意、必要物品を用意する。

❸患者の協力を得て、洗浄・処置しやすい体位を整える。

●安全・安楽・環境整備・療養者のもてる力の発揮・安楽な体位保持・毛布や枕を利用する。

❹創部洗浄→褥瘡評価(DESIGN-R®)→薬の塗布→保護パッド→フィルム材またはテープ固定

〈処置の一例(主治医指示に準ずる)〉
●微温湯で洗浄→指示軟膏塗布→フィルム材貼用
●生理食塩水で洗浄→指示軟膏塗布→被覆材→テープ固定
●泡洗浄→指示軟膏塗布→被覆材→テープ固定
塗布する薬:アズノール、ユーパスタ、ゲーベン、アクトシンなど
皮膚保護にワセリンを使用する場合もある
※主治医または皮膚・排泄ケア認定看護師の指示に従う

根拠

●創部の洗浄では一般的に生理食塩水等を使用し、原則として消毒薬は使用しません。消毒薬は、創傷治癒に必要な細胞まで死滅させてしまうおそれがあるためです。

❺バイタルサイン、全身状態、褥瘡部の状態、処置した状況、療養者の状況などを訪問看護記録に記録する。

郵便はがき

料金受取人払郵便

小石川局承認

7624

差出有効期間
2025年4月
20日まで

（このはがきは、
切手をはらずに
ご投函ください）

I I 2 - 8 7 9 0
065
（受取人）
東京都文京区
小石川二丁目三-二三

照林社　書籍編集部行

□□□-□□□□　TEL　　　－　　　－
　　　　　　　E-MAIL

都道　　　　　市区
府県　　　　　郡

（フリガナ）　　　　　　　　　　　　　　　　年齢

お名前　　　　　　　　　　　　　　　　　　　　　　歳

あなたは　1.学生 2.看護師・准看護師 3.看護教員 4.その他（　　　　　　　）

学生の方　1.大学 2.短大 3.専門学校 4.高等学校 5.その他（　　　　　　　）
　　　　　1.レギュラーコース　2.進学コース　3.准看護師学校

臨床の方　所属の病棟名（　　　　）病棟　役職　1.師長 2.主任 3.その他（　　　　）
　1.大学病院　2.国立病院 3.公的病院（日赤、済生会など）4.民間病院（医療法人など）5.その他（　　）

看護教員の方　ご担当の科目　1.総論　2.成人　3.小児　4.母性　5.その他（　　　　）

その他の所属の方　所属先　1.保健所 2.健康管理室 3.老人施設　4.その他（　　　　）

新刊やセミナー情報などメールマガジン配信を希望される方はE-mailアドレスをご記入ください。
E-mail
ご記入いただいた情報は厳重に管理し第三者に提供することはございません。

『地域・在宅看護実習クイックノート』
愛読者アンケート

★ご愛読ありがとうございました。今後の出版物の参考にさせていただきますので、アンケートにご協力ください。

●**本書を何でお知りになりましたか？**
　1．書店で実物を見て　　2．書店店員に紹介されて　　3．学校から紹介されて
　4．知人に紹介されて　　5．インターネットで調べて　　6．チラシを見て
　7．「プチナース」もしくは「エキスパートナース」の広告を見て
　8．SNSを見て　　9．その他（　　　　　　　　　　　　　　　　　　　　　　　）

●**本書をごらんになったご意見・ご感想をお聞かせください。**
　表紙は（よい　悪い）　定価は（高い　普通　安い）
　本の大きさは（ちょうどよい　小さすぎる）

●**本書で役立った内容を具体的にお教えください。**

●**本書で足りなかった点、今後追加してほしい内容を具体的にお教えください。**

●**今後「クイックノート」シリーズでほしいテーマは何ですか？**

●**実習、国試対策など看護学生生活に関して、何か困っていること、もっと知りたいことがあれば、具体的にお教えください。**

ありがとうございました

■DESIGN-R®2020　褥瘡経過評価用

カルテ番号（　　　　）　患者氏名（　　　　　　　　　　）　月日　/

Depth*1 深さ　創内の一番深い部分で評価し、改善に伴い創底が浅くなった場合、これと相応の深さとして評価する				
d	0	皮膚損傷・発赤なし	D	3	皮下組織までの損傷
				4	皮下組織を超える損傷
	1	持続する発赤		5	関節腔、体腔に至る損傷
				DTI	深部損傷褥瘡(DTI)疑い*2
	2	真皮までの損傷		U	壊死組織で覆われ深さの判定が不能

Exudate 滲出液				
e	0	なし	E	6	多量：1日2回以上のドレッシング交換を要する
	1	少量：毎日のドレッシング交換を要しない			
	3	中等量：1日1回のドレッシング交換を要する			

Size 大きさ　皮膚損傷範囲を測定：[長径(cm) × 短径*3(cm)]*4				
s	0	皮膚損傷なし	S	15	100以上
	3	4未満			
	6	4以上　　16未満			
	8	16以上　　36未満			
	9	36以上　　64未満			
	12	64以上　100未満			

Inflammation/Infection 炎症/感染				
i	0	局所の炎症徴候なし	I	3C*5	臨界的定着疑い（創面にぬめりがあり、滲出液が多い。肉芽があれば、浮腫性で脆弱など）
	1	局所の炎症徴候あり（創周囲の発赤・腫脹・熱感・疼痛）		3*5	局所の明らかな感染徴候あり（炎症徴候、膿、悪臭など）
				9	全身的影響あり（発熱など）

Granulation 肉芽組織				
g	0	創が治癒した場合、創の浅い場合、深部損傷褥瘡(DTI)疑いの場合	G	4	良性肉芽が創面の10%以上50%未満を占める
	1	良性肉芽が創面の90%以上を占める		5	良性肉芽が創面の10%未満を占める
	3	良性肉芽が創面の50%以上90%未満を占める		6	良性肉芽が全く形成されていない

Necrotic tissue 壊死組織　混在している場合は全体的に多い病態をもって評価する				
n	0	壊死組織なし	N	3	柔らかい壊死組織あり
				6	硬く厚い密着した壊死組織あり

Pocket ポケット　　毎回同じ体位で、ポケット全周（潰瘍面も含め）[長径(cm)×短径*3(cm)]から潰瘍の大きさを差し引いたもの				
p	0	ポケットなし	P	6	4未満
				9	4以上　　16未満
				12	16以上　　36未満
				24	36以上

部位［仙骨部、坐骨部、大転子部、踵骨部、その他（　　　　　　　　）］　　合計*1

*1：深さ(Depth：d/D)の点数は合計には加えない
*2：深部損傷褥瘡(DTI)疑いは、視診・触診、補助データ（発生経緯、血流検査、画像診断等）から判断する
*3："短径"とは"長径と直交する最大径"である
*4：持続する発赤の場合も皮膚損傷に準じて評価する
*5："3C"あるいは"3"のいずれかを記載する。いずれの場合も点数は3点とする

©日本褥瘡学会

日本褥瘡学会 編：改定DESIGN-R®2020コンセンサス・ドキュメント. 照林社, 東京, 2020：5. より許可を得て転載

在宅での栄養状態評価・栄養摂取方法

▶ 在宅経管栄養：胃瘻

【在宅経管栄養（HEN）とは】

● 咀嚼・嚥下・消化の機能低下により、生命維持に必要な栄養の摂取が難しい場合、鼻腔・口腔からチューブを挿入または胃瘻・腸瘻から管を通じて栄養を直接注入する方法。

● 在宅経管栄養の方法は、栄養評価をもとに、療養者・家族の思い（ACP含む）、主治医、栄養士を含む多職種間の話し合いにより決定される。

【在宅での胃瘻ケア】

● 在宅では、療養者・家族が実施者であるため、看護師は適切に行われているか、心配に思っていることはないか聞き取りを行い、療養者・家族が行っている状況を見守り支援する。

1　注入準備前（※注入手順の一例）
❶ 挿入されているPEGの種類の確認
● ボタン型・チューブ型（バンパー型・バルーン型）
❷ 皮膚のトラブル（挿入部）の確認
● 瘻孔部周囲のスキンケア（滲出液、発赤、肉芽、出血、疼痛の有無を観察し、必要時、微温湯で洗浄）
❸ 口腔ケア、体位保持
❹ 栄養剤の確認
● 保管・管理状態、注入速度、注入量、注入回数、注入する栄養剤の内容
2　注入中のケア
❶ 良肢位の確認　❷ チューブトラブルの確認　❸ 注入速度の確認
3　注入後のケア
❶ 汚染した部分の清拭　❷ 下痢や嘔吐への対応
❸ 逆流予防のため、30〜60分程度の体位保持

■胃瘻カテーテルの種類

		外部ストッパー(体外固定板)	
		ボタン型 (体表側がボタン型)	**チューブ型** (体表側がチューブ型)
内部バンパー(胃内固定板による胃内留置)	**バンパー型** (バンパーを使用)	ボタン型バンパー	チューブ型バンパー
	バルーン型 (滅菌蒸留水を入れたバルーンを使用)	ボタン型バルーン	チューブ型バルーン

 Check 在宅成分栄養経管栄養法指導管理料

● 在宅成分栄養経管栄養法指導管理料(月1回加算)の適用となる。衛生材料(消毒用物品、ガーゼ、絆創膏、ディスポーザブル注射器)は医療機関から支給される。また、注入セット(注入用バッグ、ボトル、接続チューブ)や注入用ポンプの使用料も含まれる。

● 半固形物を注入する場合に使用する加圧ポンプは適応外のため、利用者負担となる。

■加圧バッグ

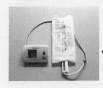

> 栄養剤を胃瘻カテーテルに接続し、加圧バッグにセットする。自動または手動にて、加圧し注入する

▶ 在宅中心静脈栄養法

【在宅中心静脈栄養法（HPN）とは】

●心臓に近い大きな静脈に管を留置して高カロリーの輸液により栄養補給を行う。

高カロリー輸液
●薬剤の隔壁がある
●在宅中心静脈栄養法指導管理料の適用
●衛生材料は医療機関から支給される
●医師の処方に基づき、薬局に調剤の依頼ができる

携帯型輸液ポンプ
軽量化されている

画像提供：株式会社大塚製薬工場、エア・ウォーター株式会社

【在宅中心静脈栄養のポイント】

在宅中心静脈栄養法の種類	
❶皮下埋め込み型ポート	❷体外式（皮下固定式）
 ポート	
管理上の注意事項	
●カテーテル・ポートが皮膚の中に埋め込んである ●日常生活に制限がない ●感染を起こしにくい ●ヒューバー針（専用針）を使用する ●ポートは約2,000回使用できる	●カテーテル後端が体外に露出している ●皮膚からの細菌感染を起こしやすい ●カテーテルの再挿入・交換が必要 ●水濡れや汚染に注意が必要 ●入浴や日常生活に制限が生じる

●在宅で長期的に利用できる（ポート＞固定式）
●携帯用輸液ポンプを利用して外出できる
●小児から高齢者まで医師の指示のもと利用できる

【観察とアセスメント】

療養者の 身体状況	●バイタルサイン、胸痛、咳嗽、疼痛、浮腫、悪心・嘔吐、排泄状態、自覚症状の観察 ●水分出納の把握(輸液量、飲水・食事量、尿量など) ●カテーテル挿入部位の皮膚の観察(瘙痒、発赤、腫脹、疼痛、滲出液の有無など) ●栄養状態の評価(BMI、アルブミン、TP、Hb、るい痩、皮膚色、皮膚の状態など)
療養者と 家族への 支援	●感染予防の指導を行う(手洗い、うがい、身体の清潔保持、皮膚状態の観察方法) ●輸液の取り扱いの説明を行う(刺入部周辺の清潔操作、手技の確認) ●輸液注入の方法の説明(24時間連続投与、間欠的投与)

【合併症・トラブルの種類と対処】

合併症・トラブル		注意・観察点	予防と対処
カテーテルによるもの	カテーテルの抜去	着替え・動作前、体位変換時にチューブ	●衣類にカテーテルを2か所以上固定する ●フィルム材を利用し、ひっかかりを最小限に抑える(体外式の場合)
	感染症	カテーテル挿入部の発赤、腫脹、疼痛、熱感、滲出液	●清潔動作を確実に行う ●体外式の場合は、週1回または汚染時に消毒 ●ポートの場合は、同じ場所を穿刺しない

（合併症・トラブルの種類と対処　つづき）

合併症・トラブル		注意・観察点	予防と対処
カテーテルによるもの	血栓症	輸液の滴下不良、発熱、疼痛、チアノーゼなど	●ライン管理（ねじれ・折れの有無） ●輸液ポンプの使用 ●在宅医に連絡し、速やかに医療機関を受診する
	空気塞栓	胸痛、呼吸困難、チアノーゼなど	●下肢挙上した左側臥位をとる ●在宅医に連絡し、救急搬送
代謝異常	高血糖	浸透圧利尿、のどの渇き、全身倦怠感など	●輸液ポンプを用いて、滴下調整を行う ●急速投与を避け、速度調整を行う ●医師に報告し、輸液を中止する
	低血糖	四肢冷感、冷汗、悪心、顔面蒼白、痙攣、意識障害	●経口摂取が可能であれば、糖分を口に含む

在宅での口腔ケア

●口腔ケアは口腔から食事摂取できない人にも必要である。

●口腔ケアは爽快感や食欲増進、感染予防のために重要である。

●口腔ブラシやガーゼなどで清掃をして、その後、洗浄するとよい。

●必要時、口腔内吸引を行う。

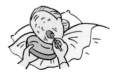

在宅での摘便

●臥床状態の療養者に多いのが便秘である。

●貯留便の確認、固さ、量、場所などの観察を行い、必要時、摘便を行う。

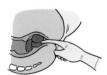

> **摘便のポイント**
> ●肛門周囲を温タオルで温めておくとよい
> ●手袋は2枚重ねてつけるとよい
> ●体位は左側臥位で、おむつを敷く
> ●ひと指し指にゼリーをしっかりつける
> ●口呼吸をして、力を抜くように伝える
> ●ひと指し指の腹で肛門の背中側を押して、指の爪側に宿便をのせるようにして指を引き抜く。決して掻き出さない

在宅での陰部洗浄

●陰部洗浄は尿路感染症予防のために、入浴・シャワー浴ができない場合には実施するとよい。

●陰部洗浄は家庭にある空き容器や紙おむつを使用して行う。500mLの空ペットボトルは携帯しておくと便利である。

■**陰部洗浄**

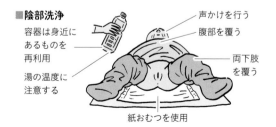

容器は身近にあるものを再利用

湯の温度に注意する

声かけを行う

腹部を覆う

両下肢を覆う

紙おむつを使用

人工肛門（ストーマ）ケア

- ●ストーマとは、手術によってつくられた便や尿の排泄口をいう。
- ●排泄経路が障害され、排泄様式の変更が必要な場合に造設される。
- ●ストーマ造設後は、排泄が制御できないため、蓄尿・蓄便する用のパウチ（装具）が必要である。
- ●一時的ストーマと永久的ストーマがある。
- ●消化管ストーマには、結腸ストーマと回腸ストーマがある。
- ●尿路ストーマには、❶回腸導管、❷腎瘻、❸尿管皮膚瘻、❹膀胱瘻がある。

■消化管ストーマ

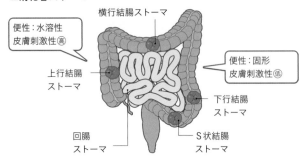

横行結腸ストーマ

便性：水溶性
皮膚刺激性 高

上行結腸
ストーマ

便性：固形
皮膚刺激性 低

下行結腸
ストーマ

回腸
ストーマ

S状結腸
ストーマ

根拠 ●大腸では、小腸で消化・吸収されなかった食物残渣から水分を吸収し便を形成します。大腸を通過し便として肛門から排泄されるまでは 24 ～ 72 時間を要します。そのため、大腸のどこにストーマができるかで便の形成具合は異なり、上行結腸では水様→横行結腸では泥状→下行結腸では軟便→S状結腸では普通便と変化していきます。

■尿路ストーマ

尿管皮膚瘻	回腸導管
左右の尿管を体表に開口させ、尿を排出する	切り離した回腸に尿管をつなぎ、回腸の一方の端は閉じ、もう一方を体表に開口させ、尿を排出する
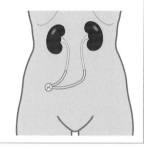	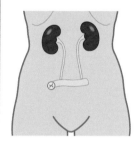

■消化管ストーマの特徴

消化管ストーマ	造設部位	便の性状	合併症	トラブル
結腸ストーマ（コロストミー）●大腸につながっている	上行結腸	水様便	●陥没 ●狭窄 　臍脱出 ●嵌頓	●便秘 ●下痢 ●粘膜の異常 ●皮膚の異常 ●パウチの不具合
	横行結腸	泥状便		
	下行結腸	軟便		
	S状結腸	普通便		
回腸ストーマ（イレオストミー）●小腸につながっている	小腸	水様便		

■ストーマ装具の種類

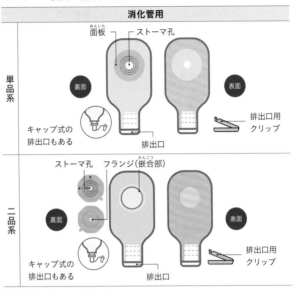

消化管用			

単品系
- 面板（めんいた）
- ストーマ孔
- 裏面
- 表面
- キャップ式の排出口もある
- 排出口
- 排出口用クリップ

二品系
- ストーマ孔
- フランジ（嵌合部）（かんごう）
- 裏面
- 表面
- キャップ式の排出口もある
- 排出口
- 排出口用クリップ

■ストーマパウチの交換手順の一例

〈必要物品〉
- ●交換用のストーマ装具
- ●はさみ
- ●剥離剤
- ●シャワーボトル（微温湯）
- ●石けん
- ●ガーゼ（清拭用）
- ●タオル
- ●ディスポーザブル手袋・エプロン、手指消毒薬　など

〈手順〉

❶ストーマの大きさに合わせて、面板の
ストーマ孔をカットする(ストーマの
根元のサイズより2～3mm大きめ)。二
品系の装具を使用する場合は、あらか
じめ面板と袋を接続しておく。

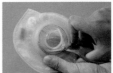

❷剥離剤を使用し、面板と皮膚の間に指
を入れるようにしてゆっくりと剥が
す。

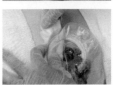

❸剥がした面板の溶解度と、ストーマ・
ストーマ周囲の皮膚を観察する。

❹排泄物を拭き取り、ガーゼに石けんをよく泡立ててストーマ周囲の皮
膚をやさしく洗浄する。微温湯で洗い流す(シャワー浴が可能であれ
ばシャワーでもよい)。

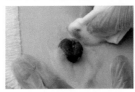

❺新しい装具の面板の剥離紙を剥がし、腹部のシワを伸ばすように(密
着するように)貼付する。

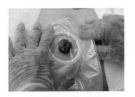

〈写真〉中村充浩, 北島泰子:わかるできる
看護技術vol.2 臨床看護技術. 照林社, 東
京, 2022:35-36. より引用

【在宅療養でのストーマの観察】

● 健康状態と腹部症状：バイタルサイン、腹部膨満感、疼痛、悪心など

● ストーマを含む周辺の皮膚の状態：感染徴候の有無、びらん、かぶれ、出血など

● 食事状況と排便状況：食事内容、便の性状や色、臭気・回数など

● パウチの装着状態と交換手技：装着部分からの漏れ、パウチからの漏れなど

【在宅療養での日常生活指導】

● 腹部の圧迫を避け、ゆとりのある衣類を選定する。

● バランスのとれた食事をとり、排便コントロールを行う。

● 生活パターンや活動、体格に合わせた装具を選択する。

● ストーマを含む周辺の皮膚の清潔を保つ。

● パウチの装着状態と交換手技を適宜確認し、セルフケアに必要な情報を提供する。

療養者・家族が、セルフケアができるように支援する（個人差がある）

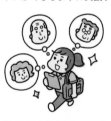

療養者のペースに寄り添う

自尊心・羞恥心に配慮した声かけ

困りごとや不安を傾聴する

理解度を考慮した説明と同意

共感する姿勢で解決策をともに考える

在宅酸素療法（HOT）

【HOTとは】
●自宅で酸素吸入を行い、低酸素血症を予防し、心肺機能を維持する治療法。医師の指示のもと、療養者と家族（介護者）が自己管理し、（持続的・断続的）酸素吸入を行う。

【HOTの意義】
❶自宅で療養生活を送ることができる。
❷心臓の負担軽減ができる。
❸息切れ・呼吸困難の改善が望める。
❹QOLの向上が期待できる。

【目的】
●酸素を吸入により補充し、呼吸困難の軽減を図り、日常生活の活動の場を広げる。

【適応】
❶安静時に、PaO$_2$ 55mmHg以下（酸素飽和度が88％以下）の場合。
❷PaO$_2$ 60mmHg以下（酸素飽和度が90％以下）で、睡眠時、運動負荷時に低酸素血症をきたす場合。

【対象となる疾患】
●慢性閉塞性肺疾患（肺気腫、慢性気管支炎など）、肺結核後遺症、間質性肺炎、肺高血圧症、慢性心不全、チアノーゼ型先天性心疾患、肺がんの終末期など。

【訪問看護の役割】

❶HOT導入の必要性を療養者・家族が認識できるように支援する。

❷日常生活の過ごしかた、酸素供給装置の管理、トラブルや緊急時の対応などの内容を、多職種と情報共有しながら、よりよい療養生活が送れるように、療養者と家族を支援する。

【訪問時に必要なアセスメント】

●訪問日までの情報と訪問時の状態を含めたアセスメントを行う。療養者に、生活の記録をつけてもらうとよい。

Check HOT導入

●HOT導入には医師の診断と処方が必要です。毎月1回以上の受診義務があり、機器類の定期メンテナンスが不可欠。自己管理、多職種連携、緊急時24時間対応できる体制が求められます。

■在宅での酸素供給装置の特徴

	酸素濃縮装置	液化酸素装置
利点	●空気中の窒素を吸着することで酸素濃度90%以上の空気を得ることができ、電源があればどこでも使用できる	●液化酸素を少しずつ気化させることで酸素を得ることができ（電力不要）、子器に充塡して外出時に持ち運ぶことができる
欠点	●停電時には停止してしまうため、緊急用に酸素ボンベを備えておく必要がある	●親器の残量が少なくなってくると、充塡済みのものと交換が必要である

■アクセスラインの選択

鼻腔カニューラ

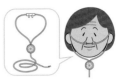

ペンダント式

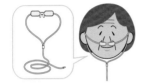

鼻腔式

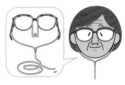

鼻腔カニューラ用眼鏡フレーム

■HOTの生活上の注意点

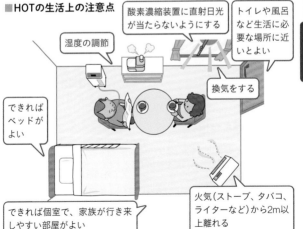

酸素濃縮装置に直射日光が当たらないようにする

トイレや風呂など生活に必要な場所に近いとよい

湿度の調節

換気をする

できればベッドがよい

できれば個室で、家族が行き来しやすい部屋がよい

火気（ストーブ、タバコ、ライターなど）から2m以上離れる

■HOT導入時の流れ

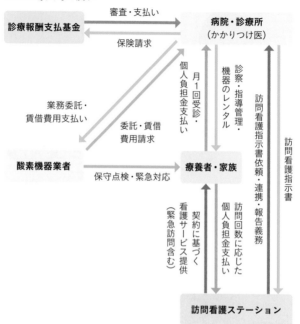

■災害時の備え・対応

- ●お薬手帳や酸素吸入量などがわかる情報、持ち出し品をまとめておく
- ●酸素ボンベを用意し、残量を確認するとともに、使いかたを練習しておく
- ●停電等で酸素濃縮器が使用できない場合は、酸素ボンベに切り替える
- ●かかりつけ医や酸素取り扱い業者へ連絡する
- ●口すぼめ呼吸で酸素量を節約する

■在宅酸素療法中の生活記録の表（例）

酸素の量　1.0 L
安静時　1.0 L
労作時　2.0 L
就寝時　1.0 L

月日	/ （月）	/ （火）	/ （水）	/ （木）	/ （金）	/ （土）	/ （日）
体温/脈拍	36.5/80	/	/	/	/	/	/
せき	有　無	有　無	有　無	有　無	有　無	有　無	有　無
痰・色	有　無	有　無	有　無	有　無	有　無	有　無	有　無
息切れ 安静時	有　無	有　無	有　無	有　無	有　無	有　無	有　無
労作時	有　無	有　無	有　無	有　無	有　無	有　無	有　無
動悸 安静時	有　無	有　無	有　無	有　無	有　無	有　無	有　無
労作時	有　無	有　無	有　無	有　無	有　無	有　無	有　無
むくみ 部位	有　無 （　）	有　無 （　）	有　無 （　）	有　無 （　）	有　無 （　）	有　無 （　）	有　無 （　）
頭痛	有　無	有　無	有　無	有　無	有　無	有　無	有　無
だるい	有　無	有　無	有　無	有　無	有　無	有　無	有　無
ぼーっと する	有　無	有　無	有　無	有　無	有　無	有　無	有　無
眠気	有　無	有　無	有　無	有　無	有　無	有　無	有　無
食欲	○　△ ×	○　△ ×	○　△ ×	○　△ ×	○　△ ×	○　△ ×	○　△ ×
排便	○　△ ×	○　△ ×	○　△ ×	○　△ ×	○　△ ×	○　△ ×	○　△ ×
睡眠	○　△ ×	○　△ ×	○　△ ×	○　△ ×	○　△ ×	○　△ ×	○　△ ×
入浴	○　△ ×	○　△ ×	○　△ ×	○　△ ×	○　△ ×	○　△ ×	○　△ ×
散歩	○　△ ×	○　△ ×	○　△ ×	○　△ ×	○　△ ×	○　△ ×	○　△ ×
その他							
イベント 楽しみ							

在宅人工呼吸療法（HMV）

【在宅人工呼吸器とは】

● 呼吸を助ける機械を使い、人工的に換気するシステム。

● NPPV（非侵襲的陽圧換気療法）とTPPV（気管切開下間欠的陽圧換気療法）の2種類がある。

● 神経や筋肉の疾患、肺や心臓の疾患をもつ人の呼吸を助ける。

● 全身状態の悪化を防ぎ、生活の質の改善を目的とする。

【観察項目】

■非侵襲的陽圧換気療法（NPPV）の観察項目

● バイタルサイン、動脈血酸素飽和度、意識状態、頭痛、倦怠感
● 呼吸状態（呼吸回数、呼吸音、呼吸困難感、胸郭の動き、努力呼吸、痰、咳嗽など）
● 人工呼吸器との同調、睡眠や食事の状況、水分摂取量など

■気管切開下間欠的陽圧換気療法（TPPV）の観察項目

バイタルサイン 呼吸状態	動脈血酸素飽和度、顔色、意識状態、チアノーゼ、呼吸数、呼吸副雑音
人工呼吸器との同調	呼吸器の指示設定確認、呼吸リズム、気道内圧、胸郭の動き、換気状態、動脈血酸素飽和度
気管カニューレの状態	挿入部周囲の皮膚の状態、清潔の保持、固定バンドの汚染、保護ガーゼの汚染

【在宅ケア】

● 療養者・家族の人工呼吸器管理能力をアセスメントする。

● 家族の生活上の不安を聞く。

● 気管カニューレの管理（挿入部周囲の皮膚ケア、固定バンドの交換など）。

●痰の吸引。
●人工呼吸器の回路管理。

【人工呼吸器のトラブル】

低圧 アラーム	●回路内の圧力が低下した場合 ●おもに接続部からの空気漏れ、回路の破損、接続部のゆるみ、カフ圧の低下等
高圧 アラーム	●回路内の圧力が上昇した場合 ●おもに回路のねじれや圧迫、痰詰まり、気道閉塞等
無呼吸 アラーム	●無呼吸の出現や自発呼吸の減少
低電圧	●バッテリー切れ、コンセントが抜けかかっている等

【緊急時の備え】※訪問時、確認する

●バッグバルブマスク（用手換気用器具：アンビューバッグ）、外部バッテリーの充電確認、手動吸引器、交換用回路一式、消毒薬等。

●主治医の連絡先、訪問看護ステーションの連絡先、人工呼吸器の業者の連絡先。

●電力会社・消防署・保健所などに人工呼吸器の使用届けを出しておくとよい。

※災害時に小型発電機や緊急搬送などの対応を受けることができる。

【人工呼吸器装着時に利用できる社会資源】

❶指定難病の医療費助成制度
❷高額療養費制度、高額医療・高額介護合算療養費制度
❸身体障害者手帳の医療費助成制度

参考文献

1. 厚生労働統計協会 編：国民衛生の動向　2022/2023. 厚生労働統計協会，東京，2022.
2. Marilyn M.Friedman 著，野嶋佐由美 監訳：家族看護学　理論とアセスメント. へるす出版，東京，1993.
3. 池西静江 編著：基礎からわかる地域・在宅看護論. 照林社，東京，2021.
4. アレン・E・アイビイ 著，福原真知子 ほか 訳編：マイクロカウンセリング　"学ぶ—使う—教える"技法の統合：その理論と実際. 川島書店，東京，1985.
5. 池西静江，石束佳子，阿形奈津子 編：看護学生スタディガイド2024. 照林社，東京，2023.
6. 任和子 著者代表：系統看護学講座　専門分野　基礎看護学[3]基礎看護技術Ⅱ第18版. 医学書院，東京，2021.
7. 任和子，井川順子 編：根拠と事故防止からみた基礎・臨床看護技術　第3版. 医学書院，東京，2021.
8. 医療情報科学研究所 編：病気がみえる　vol.7　脳・神経　第2版. メディックメディア，東京，2017.
9. 日本呼吸器学会COPDガイドライン第6版作成委員会 編：COPD（慢性閉塞性肺疾患）診断と治療のためのガイドライン2022　第6版. 日本呼吸器学会，東京，2022.
10. 医療情報科学研究所 編：公衆衛生がみえる　2022-2023. メディックメディア，東京，2022.
11. 東京訪問看護ステーション協議会 編：見てできる臨床ケア図鑑　在宅看護ビジュアルナーシング. 学研メディカル秀潤社，東京，2017.
12. 日本ALS協会：ALSケアガイド　ALSと告知された患者・家族に最初に手にとってほしい本. 日本ALS協会，東京，2020.
13. 河野あゆみ 編：強みと弱みからみた在宅看護過程＋総合的機能関連図. 医学書院，東京，2018.
14. 全国訪問看護事業協会 編：訪問看護実務相談Q&A　令和5年度. 中央法規出版，東京，2023.
15. 日本訪問看護財団 監修：新版　訪問看護ステーション開設・運営・評価マニュアル第4版. 日本看護協会出版会，東京，2021.
16. 医療情報科学研究所 編：看護がみえる　vol.3　フィジカルアセスメント. メディックメディア，東京，2019.
17. 宮崎和加子 編，小菅紀子ほか 著：在宅ケアリスクマネジメントマニュアル　"生活の場"のリスクをさらに検証！　第2版. 日本看護協会出版会，東京，2016.
18. 池西静江 監修，濱川孝二，山門真樹 著：精神看護実習クイックノート. 照林社，東京，2018.
19. 渡邉理恵：深層の時間　その人らしい最期をささえる. 南日本新聞開発センター，鹿児島，2015.
20. 押川真喜子 監修：新訂版　写真でわかる訪問看護アドバンス. インターメディカ，東京，2020.

索 引

地域・在宅看護実習クイックノート

2023年10月3日　第1版第1刷発行	編　著	池西　静江
	著　者	冨安　恵子
		中村　浩子
	発行者	有賀　洋文
	発行所	株式会社　照林社
	〒112-0002	
	東京都文京区小石川2丁目3-23	
	電　話　03-3815-4921（編集）	
	03-5689-7377（営業）	
	https://www.shorinsha.co.jp/	
	印刷所　大日本印刷株式会社	

検印省略（定価はカバーに表示してあります）
ISBN978-4-7965-2599-2
©Shizue Ikenishi, Keiko Tomiyasu, Hiroko Nakamura/2023/Printed in Japan

略語一覧

本書内に出てくるおもな略語をまとめています。

	略語	正式単語	意味
A	ACE	angiotensin converting enzyme	アンジオテンシン変換酵素
	ACP	advance care planning	アドバンス・ケア・プランニング
	ADL	activities of daily living	日常生活動作
	ALS	amyotrophic lateral sclerosis	筋萎縮性側索硬化症
B	BMI	body mass index	体格指数
	BPSD	behavioral and psychological symptoms of dementia	行動・心理症状
C	CO_2	carbon dioxide	二酸化炭素
	COPD	chronic obstructive pulmonary disease	慢性閉塞性肺疾患
	CT	computed tomography	コンピュータ断層撮影
D	DOTS	direct-observed therapy, short course	直接監視下短期化学療法
	DV	domestic violence	ドメスティック・バイオレンス
F	FAST	functional assessment staging of Alzheimer's disease	アルツハイマー型認知症重症度判定
H	Hb	hemoglobin	ヘモグロビン量
	HDS-R	Hasegawa's dementia scale for revised	改訂長谷川式簡易知能評価スケール
	HEN	home enteral nutrition	在宅経腸栄養法
	HMV	home mechanical ventilation	在宅人工呼吸療法
	HOT	home oxygen therapy	在宅酸素療法
	HPN	home parenteral nutrition	在宅中心静脈栄養法
I	ICS	inhaled corticosteroid	吸入ステロイド薬
L	LABA	long-acting β_2-agonist	長時間作用型β_2刺激薬
	LAMA	long-acting muscarinic antagonist	長時間作用型抗コリン薬